全国医药职业教育检验类规划教材

生物化学检验实验指导

（供医学检验技术及相关专业用）

主　编　江兴林

中国医药科技出版社

内 容 提 要

本书为医药高职高专《生物化学检验》理论教材的配套实验教材。全书共十四章：第一章为生物化学检验实验室基本知识，第二章为光谱分析技术，第三章为电泳分析技术，第四章为层析分析技术，第五章为酶学分析技术，第六章为分子生物学技术，第七章为血浆蛋白质检验，第八章为血糖及糖复合物检验，第九章为血脂及血浆蛋白检验，第十章为钾、钠、氯和酸碱平衡检验，第十一章为钙、磷和微量元素测定，第十二章为肝脏功能检验，第十三章为肾脏功能检验，第十四章为心肌损伤标志物检验。本书指导学生实训练习，力求培养学生实际操作能力和分析问题的能力，可供医学检验专业高职高专学生使用。

图书在版编目（CIP）数据

生物化学检验实验指导/江兴林主编. —北京：中国医药科技出版社，2009.8

全国医药职业教育检验类规划教材

ISBN 978-7-5067-4222-1

Ⅰ.生…　Ⅱ.江…　Ⅲ.生物化学-医学检验-实验-高等学校：技术学校-教学参考资料　Ⅳ.R446.1-33

中国版本图书馆 CIP 数据核字（2009）第 117698 号

美术编辑　陈君杞
版式设计　郭小平

出版　中国医药科技出版社
地址　北京市海淀区文慧园北路甲 22 号
邮编　100082
电话　发行：010-62227427　邮购：010-62236938
网址　www.cspyp.cn
规格　787×1092mm 1/16
印张　11 3/4
字数　222 千字
版次　2009 年 8 月第 1 版
印次　2009 年 8 月第 1 次印刷
印刷　北京金信诺印刷有限公司
经销　全国各地新华书店
书号　ISBN 978-7-5067-4222-1
定价　22.00 元

医学检验技术专业实验指导丛书编写委员会

主　任　段于峰

副主任　张纪云　黄斌伦　熊金成

李　进　甘小玲　黄泽智

秘　书　江兴林

编　者（以姓氏笔画为序）

王益明（浙江金华职业技术学院）

甘小玲（重庆医药高等专科学校）

江兴林（怀化医学高等专科学校）

李　进（广西卫生管理干部学院）

李光武（山东医学高等专科学校）

张纪云（山东医学高等专科学校）

杨元娟（重庆医药高等专科学校）

林逢春（楚雄医学高等专科学校）

段于峰（怀化医学高等专科学校）

桂　芳（怀化医学高等专科学校）

黄泽智（邵阳医学高等专科学校）

黄斌伦（浙江金华职业技术学院）

熊金成（楚雄医学高等专科学校）

编写说明

医学检验技术专业教育的目标是培养医学检验技术实用技能性人才，其核心能力是医学检验操作技能，实践教学处于主体地位。一直以来，医学检验技术专业没有公开出版、独立成册的全套实验教材，实践教学未得到应有的重视。为了突出高职教育实践教学，强化专业核心能力培养，在充分酝酿和取得共识的基础上，决定以湖南省教育厅教学改革立项课题《医学检验技术专业实践教学体系的改革研究与实践》研究为契机，开发、编写医学检验技术专业核心课程实验教材。

临床检验技术发展很快，方法不断更新，仪器化程度越来越高，随着医疗体制改革的深入，基层医疗将快速发展，常规检验仪器将得到较快的普及，手工操作越来越少，工作内容和工作方式发生改变。这种发展趋势下，高职医学检验专业如何选择教学内容，构建合适的实验、实训教材，以满足服务于工作任务的职业教学模式的需要，是对我们高职医学检验教育工作者的挑战。正是敢于面对挑战、勇于实践的实干精神和对医学检验职业教育的热情使我们七所高职高专院校医学检验系的领导和专家于2008年12月聚拢于怀化医学高等专科学校，举行了"医学检验技术专业系列实验教材建设研讨会"，并成立了编写委员会。会上，对教材的编写进行了深入、细致和全面的讨论，确定了教材编写的基本思路、基本内容和体例格式，并确定了编写人员。

本套实验教材共7本，包括《临床基础检验学实验指导》、《血液学检验实验指导》、《生物化学检验实验指导》、《微生物学检验实验指导》、《免疫学检验实验指导》、《寄生虫学检验实验指导》、《卫生理化检验实验指导》。全套教材的基本体例为章、实验、思考题；编写的基本思路是结合国家临床检验操作规程，促进实验实训规范化；在每一章之后附加与实验内容有关的练习题，有利于学生学习和掌握直接服务于医学检验技术的知识要点；书后增加综合性分析题，旨在促进研究性学习，达到训练和提高学生综合分析和解决问题的能力。

由于本套实验教材的使用量较小，出版发行所需成本较大，这种情况下，中国医药科技出版社倾注了极大的热情，使本套实验指导得以顺利出版，在此深表谢意。本教材在编写过程中参考了相关医学检验专业教材和《全国临床检验操作规程》，在此向相关作者表示衷心感谢。由于编写时间仓促，认识水平有限，本套丛书还存在诸多缺点和不足，希望广大师生多提宝贵意见，以便再版时进一步提高。

编写委员会
2009年5月

本书编委会

主　编　江兴林

副主编　王易振　李开金　黄泽智

编　者　（以姓氏笔画为序）

王易振（怀化医学高等专科学校）

江兴林（怀化医学高等专科学校）

何国产（金华职业技术学院）

李开金（怀化医学高等专科学校）

周　良（怀化医学高等专科学校）

黄泽智（怀化医学高等专科学校）

严春霞（金华职业技术学院）

李继绸（广西卫生管理干部学院）

邵世滨（山东医学高等专科学校临沂校区）

张　申（怀化医学高等专科学校）

韩　霞（山东医学高等专科学校济南校区）

前　言

《生物化学检验》是医学检验（技术）专业的必修和主干课程之一，而生物化学检验技术是专业核心能力的有机组成部分。为了适应当前对高职高专《生物化学检验》实验教学的需要，我们在编写委员会的安排下组织编写了《生物化学检验实验指导》。

本实验指导的编写，主要是根据高职高专医学检验技术专业职业导向、能力本位的培养目标，以全国高等医学院校医学检验技术专业高职高专规划教材《生物化学检验》为基础，依据医学检验技术专业专科教学大纲的要求，围绕理论教学内容，结合《全国临床检验操作规范》（第三版）选择相关的实验，使学生通过实验课边做边学的实训练习，掌握《生物化学检验》最基本的技术和知识。其内容主要包括生物化学检验实验室基本知识，光谱分析技术，电泳分析技术，层析分析技术，酶学分析技术，分子生物学技术，血浆蛋白质检验，血糖及糖复合物检验，血脂及血浆脂蛋白检验，钾、钠、氯和酸碱平衡检验，钙、磷、镁和微量元素检验，肝脏功能检验，肾脏功能检验，心肌损伤标志物检验，综合性实验分析等十四章，共计65个实验；按实验原理、试剂与仪器、操作步骤、数据记录、结果计算与分析、结果报告、参考范围、临床意义、注意事项、方法评价和思考题等层次进行编写。另外，为方便使用者对实验基本技能的正规操作，本书前文中还介绍了常用玻璃仪器的洗涤与干燥、化学试剂的保管与配制、诊断试剂盒的选择与应用，刻度吸管、微量加样器的使用方法和注意事项。

《生物化学检验实验指导》作为医学检验技术专业《生物化学检验》的实训教材，既可供全国高职高专医学专科学校医学检验技术专业师生学习使用，也可作为生物化学检验工作者在临床检验实际工作中参考使用。

由于时间仓促，加之编写水平有限，书中难免有不当之处，敬请专家和读者批评指正。

编　者

2009年5月

目　录

实验须知

一、实验课的目的

1. 培养锻炼科学的思维方法、实事求是的科学态度和严格的科学作风，提高分析问题和解决问题的能力。

2. 通过实验加深对理论的理解，学习掌握基本的生化实验技能与实验方法，为今后的学习和研究打下一定的基础。

3. 培养学生爱护国家财物、爱护集体、团结互助的优良道德品质。

二、一般要求

1. 课前进行预习，了解基本原理和主要步骤及意义，做到心中有数。

2. 实验中要求：正规操作，动手动脑主动进行实验；掌握关键，力求得出准确结果；细心观察，认真思考，并及时记录；综合分析得出正确的实验结论。

3. 实验后切实进行清洁整理，认真写好并按时提交实验报告。

4. 遵守制度，注意安全，爱护仪器，节约使用试剂、煤气、水、电等，保持肃静整洁。

三、几项规定

1. 实验课必须穿白大衣，带实验指导和实验报告本。

2. 未预习和预习不合格者，补好预习，方可进行实验。

3. 每次实验开始前查点器材、试剂。如有缺损，立即报告，由老师进行补发或调换。其后如有破损，必须报告老师并认真填写登记表，按规定制度赔偿。

4. 实验按固定座位进行。器材、药品按规定使用，用后放回原位，严禁乱用乱放。

5. 实验按规定份数进行。当中出现问题或结果不佳时，应分析原因并报告老师，由老师具体解决是否补做。因故缺课者应有请假手续，经教研室研究决定是否进行补课。

6. 玻璃器材用完后要彻底清洗干净，放到指定位置。

7. 固体废弃物不可扔入水道，应放废物缸中。浓酸浓碱液要用水冲淡后再倒入水道。

8. 课后由值日生清扫实验室，并负责关好门窗，检查水、电、煤气等。

生物化学检验实验基本操作训练

一、常用玻璃仪器的洗涤与干燥

生化检验工作中经常要使用各种玻璃仪器，而仪器的洁净与否，常影响到检验结果的准确性，所以应保证所使用的仪器洗涤的洁净度应符合生化检验质量检测的要求。

（一）玻璃仪器的洗涤

玻璃仪器洗涤的方法很多，应根据实际要求、污物的性质和污染的程度来选用。一般来说，附着在仪器上的污物既有可溶性物质，也有灰尘和其他不溶性物质，还有油污和有机物质。针对这些情况，可分别采用下列洗涤方法：

1. 用水刷洗　即用毛刷就水刷洗，可洗去仪器上的可溶物质、灰尘，使不溶物质脱落，但难以洗去油污和有机物质。应根据仪器的大小和形状选用合适的毛刷，注意避免毛刷的铁丝撞破或损伤仪器。

2. 使用去污粉、肥皂或合成洗涤剂洗涤　这类洗涤可除去油污。先把仪器用少量自来水湿润，用毛刷蘸少量的以上物质刷洗仪器，再用自来水冲洗，最后用蒸馏水漱洗3次。把仪器倒置时看到仪器中的水可完全流尽，而无水珠附在器壁上，即为洗净。

3. 新购置的玻璃器皿　含游离碱，先用合成洗涤剂刷洗，然后用0.2mol/L HCl浸泡2～6h，再用自来水冲洗，最后用蒸馏水漱洗。

4. 用浓硫酸－重铬酸钾洗液洗涤　这种洗液具有极强的氧化性，对有机物和油污的去污能力特别强。对于容积精确、形状特殊、不能用刷子刷洗的仪器，就可用这种洗液来洗。

用洗液洗涤仪器时，往倒尽水或干的玻璃仪器内加入少量洗液，慢慢转动仪器，让其内壁全部为洗液湿润，然后把洗液倒回原瓶内，再用自来水洗净仪器壁上的洗液，最后用蒸馏水荡洗3次。

如用洗液把仪器浸泡一些时间，或用热的洗液洗，其效果更佳。

注意点：用这种洗液，要注意安全，要防止洗液灼伤皮肤和毁坏衣物，一旦沾上要立即用水冲洗掉；该洗液的吸水性很强，应随时把盛装洗液的瓶子盖紧，以防吸水而降低去污能力；当洗液变成绿色时，表明已失去去污能力，不能再用，应及时处理再生或更换新液。

（二）玻璃仪器的干燥

玻璃仪器干燥方法一般有以下几种：

1. 自然干燥　适用于不急于要用的，各种计量玻璃仪器及厚壁玻璃器皿，洗涤后倒挂在专用架上。

2. 烘烤干燥　除因高温使玻璃变形而改变容积的计量仪器和厚壁不等、结构复杂的玻璃仪器外，都可置105℃烤箱中烘烤干燥。注意先将洗净的仪器尽量沥干再烘烤；带有刻度的计量仪器不能用加热的方法进行干燥，因为热胀冷缩会影响它们的精密度。

二、化学试剂的保管与配制

（一）化学试剂的保管

1. 一般化学试剂的保管　按固体、液体分类，并归类按序排列，并做好登记，贮存时应注意：

（1）密封　所有试剂用后必须将瓶塞塞紧，以防潮解、风化或挥发。

（2）避光　光照可使一些试剂变质，产生氧化、分解、变色等现象。如苯甲醛氧化成苯甲酸，氯化汞转变成氯化亚汞，邻甲苯胺遇光变成红棕色等。

（3）阴凉　试剂自身分解速度与空气反应速度都受温度的影响，这种影响通常是随温度升高而增加。

2. 化学试剂危险品的保管　化学试剂危险品包括：易燃、易爆、剧毒、腐蚀、氧化、放射等。

（1）易燃、易爆试剂　离火源，搬动小心。

（2）腐蚀性试剂　储存、搬动小心。

（3）巨毒试剂　半致死量在50mg/kg以下者，应专人专柜加锁保管，严格登记请领制度。

（二）化学试剂的配制

生化检验中试剂配制是一项经常而又十分重要的工作，“生化没有巧，只要试剂配得好”。

1. 一般注意事项

（1）根据实验要求选择不同规格等级的试剂，必要时应进行干燥提纯。

（2）所用的水都应是蒸馏水、或离子交换水。

（3）合理的选用仪器和量器。

（4）以固体溶质配制试剂一般采用称量法。

（5）以液体溶质配置试剂一般采用容量法。

（6）对于不易恒重的固体试剂和含量不准的液体试剂，可用间接配制法。

2. 实验试剂的保存与使用

（1）保存

① 根据其性质和量，选择不同试剂瓶。

② 贴上与试剂瓶相称的瓶签、名称、浓度、用途、配制日期、配制人。

③ 根据试剂性质或实验项目排列存放于试剂架或冰箱中。

（2）使用

① 取用试剂首先应把瓶签仔细看清，确认试剂名称、浓度。

② 观察试剂有无品质变化、浑浊、沉淀、生霉、变色。

③ 起开瓶塞后将塞子放桌上，塞心朝上，用后立即盖好瓶塞。

④ 倾倒试剂时，应使瓶签朝上方，倒出未用完的试剂，一般不能再倒回原瓶。

⑤ 贮存于冰箱的试剂，用毕后，立即放回冰箱内。

三、诊断试剂盒的选择与应用

早在20世纪60年代初，国外很多厂家就开始大量生产成套试剂供应实验室，由于这种试剂使用方便，增加了实验室之间检验结果的可比性，这对于提高生化检验工作质量，加快检验方法的统一和加强使用室之间的质量控制都有促进作用，也是生化检验发展的必然趋势。但在使用时应注意：

（1）使用前应仔细阅读盒内说明书。

（2）使用前还应观察有效期，过期失效的试剂不能用。

（3）观察试剂有无品质变化、浑浊、沉淀、生霉、变色。

（4）严格按盒内说明书操作使用，不要随意更改其使用量和方法。

四、刻度吸量管及微量加样器的使用方法

（一）刻度吸量管的使用

（1）根据需要选择适合的吸管，其容量最好等于或稍大于取液量。用前需看清容量和刻度。

（2）用右手拇指及中指（辅以无名指），拿住吸管上端。

（3）左手捏压洗耳球，将吸管伸入所取试剂液面下，将洗耳球的下端出口对准吸管上口，将液体轻轻吸上，至高于刻度线上端1～2cm处，迅速用食指按紧管口，使液体不会从管下口流出。

（4）将吸管从溶液中取出后，如果是黏性较大的液体，如血清，必须先用滤纸擦干净管尖外壁上的液体，然后用食指控制使液体缓慢流出，直至所需刻度。

（5）调好刻度，目测观察时要求三点一线，即视线、液体凹面、刻度线在同一水平面。

（6）将吸好的液体移入所用容器内，将吸管尖靠在容器壁上，松开右手食指让溶液自然流下。放液后吸管尖端残留的液体，应视所选用的吸管要求而定，需要吹的（完全流出式吸管）则将其吹出；如果要求不吹（不完全流出式吸管），则让吸管尖端靠内壁停留几秒钟，同时转动吸管，重复1次。

（二）微量加样器的使用

微量加样器作为一种简便、快捷的加液量具，已被各级医院检验科广泛使用。其吸入量是否准确和使用方法是否得当，直接影响了检验结果的准确性。微量加样器一般分为1～5μl、5μl、10μl、20μl、25μl、50μl，最大到1000μl。可根据需要选择合适体积。

1. 加液器的使用

（1）将吸液头套在加液器管头上，轻轻转动，以保证密封。

（2）垂直地握住加液器，用拇指将取液按钮按到第一挡位置，并把吸液头浸入到液

面下几毫米处，再缓慢地放松取液按钮，使之复位，等待1～2s后从液体中取出。

(3) 将加液器转至加样容器，吸液头靠内壁上，缓慢地把取液按钮按到第一挡位置，等待1～2s，再把取液按钮完全按下，即按到第二挡位置，排尽全部液体后，吸液头应沿容器壁向上滑动取出，再放松取液按钮，使之复位，即完成一次操作过程。如果发现吸液头尖口仍残留液体，则应将吸液头接触受器内壁，使液体沿壁流下，同时拇指不能松开。

2. 加液器使用的注意事项

(1) 设定加液体积　从大量程调节至小量程为正常调节方法，逆时针旋转刻度即可；从小量程调节至大量程时，应先调至超过设定体积刻度，再回调至设定体积，这样可以保证移液器的精确度。

(2) 装配加液枪头　将加液枪垂直插入吸头，左右旋转半圈，上紧即可。

用加液器撞击吸头的方法是非常不可取的，长期这样操作会导致加液器的零件因撞击而松散，严重会导致调节刻度的旋钮卡住。

(3) 吸液及放液　垂直吸液：吸头尖端浸入液面3mm以下，吸液前枪头先在液体中预润洗。慢吸慢放：放液时如果量很小，则应吸头尖端触靠容器内壁。

(4) 吸有液体的加液枪不应平放，枪头内的液体很容易污染枪内部而可能导致枪的弹簧生锈。

(5) 加液枪在每次实验后应将刻度调至最大，让弹簧回复原形，以延长移液枪的使用寿命。

(6) 吸取液体时一定要缓慢平稳地松开拇指，绝不允许突然松开，以防将溶液吸入过快而冲入取液器内腐蚀柱塞而造成漏气。

(7) 为获得较高的精度，吸头需预先吸取一次样品溶液，然后再正式移液，因为吸取血清蛋白质溶液或有机溶剂时，吸头内壁会残留一层“液膜”，造成排液量偏小而产生误差。

(8) 加液器严禁吸取有强挥发性、强腐蚀性的液体（如浓酸、浓碱、有机物等）。

(9) 严禁使用加液器吹打混匀液体。

(10) 不要用大量程的移液器移取小体积的液体，以免影响准确度。同时，如果需要移取量程范围以外较大量的液体，请使用移液管进行操作。

第一章 生物化学检验实验室基本知识

随着生物化学理论和实验技术的飞速发展，对于现代临床化学实验室来说，不但要准确地报告实验结果，而且需要了解并进行实验数据的处理。因此，生物化学实验室工作者必须掌握好临床实验室的基本知识，包括玻璃仪器的校正、试剂的配制、实验方法的选择与性能评价等。

实验一 缓冲液的配制

【实验原理】

缓冲液指能抵抗外来少量酸、碱或稀释，而本身 pH 不发生太大改变，即具有缓冲作用的溶液。缓冲液一般由共轭酸及共轭碱两部分组成，其中，酸性缓冲液含有一弱酸及共轭碱；碱性缓冲液含有弱碱及共轭酸。它们对外来 OH^- 和 H^+ 具有双向调节作用，从而阻止 pH 出现显著的改变。磷酸盐缓冲液（phosphate buffer saline，PBS）由 Na_2HPO_4 与（K^+）NaH_2PO_4 组成，其中，Na_2HPO_4 为弱碱，可缓冲 H^+，而（K^+）NaH_2PO_4 为弱酸，可缓冲 OH^-。

【试剂与仪器】

1. 分析纯 Na_2HPO_4 或 $Na_2HPO_4 \cdot 7H_2O$。
2. 分析纯（K^+）NaH_2PO_4。
3. 1/10 000 分析天平。
4. 1000ml 容量瓶。
5. 烧杯规格为 1000ml 或 500ml。

【操作步骤】

1. 0.2mol/L 磷酸缓冲液　先要配制 A 液和 B 液，然后根据需要再混和均匀。

A 液（0.2mol/L Na_2HPO_4 贮存液）：称取 Na_2HPO_4 28.39g 或 $Na_2HPO_4 \cdot 7H_2O$ 53.62g 于烧杯中，加入 500ml 左右蒸馏水，溶解后转入 1000ml 容量瓶中，用少量蒸馏水洗烧杯 3～4 次，一并转入容量瓶中，最后用蒸馏水定容至 1000ml。

B 液（0.2 mol/LNaH_2PO_4 贮存液）：称取 $NaH_2PO_4 \cdot H_2O_2$ 7.60g 或 $NaH_2PO_4 \cdot 2H_2O$ 31.21g 于烧杯中，加入 500ml 左右蒸馏水，溶解后转入 1000ml 容量瓶中，用少量蒸馏水

洗烧杯 3 ~4 次，一并转入容量瓶中，最后用蒸馏水定容至 1000ml。

2. 根据所要求的 pH，按表 1 - 1 所列，吸取 *X* 毫升（ml）A 液和 *Y* 毫升（ml）B 液，混和均匀即得。

表 1 - 1　pH 5.7 ~8.0 的磷酸盐缓冲液 A 液、B 液配方（ml）

pH	A 液	B 液	pH	A 液	B 液	pH	A 液	B 液
5.7	6.5	93.5	6.5	31.5	68.5	7.3	77.0	23.0
5.8	8.0	92.0	6.6	37.5	62.5	7.4	81.0	19.0
5.9	10.0	90.0	6.7	43.5	56.5	7.5	84.0	16.0
6.0	12.3	87.7	6.8	49.0	51.0	7.6	87.0	13.0
6.1	15.0	85.0	6.9	55.0	45.0	7.7	89.5	10.5
6.2	18.5	81.5	7.0	61.0	39.0	7.8	91.5	8.5
6.3	22.5	77.5	7.1	67.0	33.0	7.9	93.0	7.0
6.4	26.5	73.5	7.2	72.0	28.0	8.0	94.7	5.3

【数据记录】

【注意事项】

1. 所用试剂最好选用分析纯或优级纯试剂，并必须恒重后方能进行配制（恒重：除溶解性固体外指连续 2 次灼烧或烘烤后的质量差异在 0.2mg 以下）。

2. 所用仪器必须清洁，容量仪器必须经过校正，以保证容量的准确。

3. 所配好的缓冲液必须用酸度计测量其 pH，如不达标（准确至小数点后两位），一般采用适量的 A 液或 B 液进行调整，也可采用 1mol/L NaOH 或 HCl 调整。

4. 缓冲液的浓度越大，缓冲容量越大。一般缓冲液总浓度控制在 0.05 ~0.2mol/L 之间。本试验所配制的各 pH 溶液浓度为 0.2mol/L，因此，配制好后可稀释 1 倍，得到浓度为 0.1mol/L。

5. 溶液 pH 受温度影响，温度升高，pH 下降。在用酸度计测定所配缓冲液的 pH 时，先对酸度计在测定温度下根据标准缓冲液的 pH 进行两点校准。

实验二　刻度吸量管的校正

【实验原理】

以砝码重量为基准，精确称量某规格吸量管标示量物质（蒸馏水）的重量，再根据温度系数校正实际容量，由实际容量和标示容量之差评价检定刻度吸量管的等级。

【试剂与仪器】

1. 刻度吸量管规格为1～10ml（数支）。
2. 1/10 000分析天平。
3. 称量瓶。
4. 温度计。

【操作步骤】

1. 调整分析天平零点。
2. 粗称称量瓶，再用分析天平准确称其重量。
3. 用刻度吸量管吸蒸馏水至刻度，随即放入称量瓶内，用分析天平准确称重。
4. 测量蒸馏水水温。
5. 根据称重结果与水温，利用所学公式计算刻度吸量管的实际容量。

【数据记录】

【结果计算和分析】

1. 计算公式

$$V20℃ = \frac{Wt}{W'}$$

式中：$V20℃$表示在20℃时水的体积；Wt表示在某温度时实际称得水的重量；W'表示每毫升水在某温度时校正后的重量（可由表1－2中查得）。

表1－2　11～30℃的W'值

t（℃）	W'	t（℃）	W'	t（℃）	W'	t（℃）	W'
11	0.99834	16	0.99781	21	0.99699	26	0.99591
12	0.99826	17	0.99767	22	0.99679	27	0.99566
13	0.99817	18	0.99751	23	0.99659	28	0.99541
14	0.99806	19	0.99735	24	0.99637	29	0.99515
15	0.99794	20	0.99717	25	0.99614	30	0.99488

2. 结果评价　根据刻度吸量管的标示容量与实际容量，评定该刻度吸量管的等级。

【结果报告】

【参考范围】

刻度吸量管评定等级标准如表 1 - 3。

表 1 - 3　刻度吸量管的容许误差（20℃）

容量（ml）	刻度吸管等级容许误差	
	一等品	二等品
10.0	±0.03	±0.06
5.0	±0.02	±0.04
1.0	±0.01	±0.02
0.5	±0.01	±0.02
0.2	—	±0.002
0.1	—	±0.001

【注意事项】

1. 在校正量器之前，必须先熟悉玻璃容量仪器的正确使用方法，校正时的使用方法必须和实际工作中的使用方法一致。

2. 量器的容积随温度而变化，所以，必须确定温度，量器才有其意义。温度的选择以接近实验室全年平均温度为佳，一般采用 20℃。

实验三　批内重复性试验

【实验原理】

批内重复性试验是指在相同条件下（采用相同的方法，相同的试剂和标准品，在同一台仪器，同一实验室由同一人操作，并保持实验期间准确度不变），对同一样本在尽可

能短的时间内进行 m 轮，每轮 n 次重复测定，以得到批内精密度数据的试验方法。其结果可反映各次测定结果相互接近的程度，能客观地评价某种分析方法随机误差的大小。

【试剂与仪器】

1. BCG 试剂　按照实验二十一试剂配方与要求配制。

2. 40g/L 白蛋白标准液　购买有国家生产文号的商品血清白蛋白标准液。

3. 721 型分光光度计或自动生化分析仪。

4. 收集混合人血清（无溶血、无肝炎病毒污染、无脂浊）或动物血清，其白蛋白含量大约为 50g/L 左右。

【操作步骤】

将血清样本用 BCG 法做 5 轮，每轮 4 次检测，即可得到 20 个检测数据。将混合血清重复检测的 20 个吸光度数据填入表 1－4 中。

表 1－4　BCG 法批内重复性试验数据

数据编号	1	2	3	4	5	6	7	8	9	10	11
吸光度 A_i											
浓度 x_i											
$(x_i-\bar{x})$											
$(x_i-\bar{x})^2$											
数据编号	12	13	14	15	16	17	18	19	20		—
吸光度 A_i											—
浓度 x_i											Σ =
$(x_i-\bar{x})$											Σ =
$(x_i-\bar{x})^2$											Σ =

【数据记录】

【结果计算和分析】

1. 计算公式

（1）白蛋白浓度（x_i）＝白蛋白标准液浓度 × $\dfrac{\text{测定管吸光度}(A_i)}{\text{标准管吸光度}}$

(2) 均值 ($\bar{x}$) $=\frac{\sum x_i}{n}$

(3) 标准差 (s) $=\sqrt{\frac{\sum (x_i-\bar{x})^2}{n-1}}$

(4) 变异系数 (CV) $=\frac{s}{\bar{x}}\times 100\%$

2. 离群值的判断与剔除　若有离群值应剔除后重新计算均值、标准差、变异系数，方法见后述。

【结果报告】

【参考范围】

一般的要求变异系数（CV）应 $<5\%$，精密的分析或多次平行测定要求 $CV<2\%$。

【注意事项】

1. 为了缩小测定值的离散程度，操作中必须准确加入标准液及样本量，并严格控制反应时间，准确读数。

2. 分析样本选择　标准液、控制物、患者样本或混合血清，视用途而定。若用标准液，可以得到各种不同的浓度，较简便，但必须要与血清同基质，而能反映最好的重复性。若结果满意说明方法操作适宜，可进一步用其他标本测定，否则应改进方法或另选方法。

日间重复性试验可选用稳定方便的冻干质控血清，但因质控物中加入的某些稳定剂或防腐剂和病人样本不一样。因此，用病人样本时应注意详细记录其特性，如混浊、溶血及药物等。

3. 被测物浓度　宜选择该项目的医学决定水平处进行试验。

4. 剔除离群值　检验20次测定数据中的离群值，如存在异常值时应剔除。对小样本测定来讲，格鲁布斯（GNbbs）检验方法概率意义明确，能给出严格的结果，是最合理的检验方法。

$$G=\frac{|x_i-\bar{x}|}{s}$$

式中 x_i 为可疑值，$\bar{x}$ 为包括可疑值在内的测定均值；s 为包括可疑值在内的测定值的标准差。如果计算的 G 值大于系数表（表 1－5）中相应显著水平的 a 和测定次数 n 时的临界 $Ga.n$，若 G 值 $> Ga.n$，则确定为离群值，应舍去；反之，应保留。

①如果离群值是 2 个或 2 个以上，但都分布在均数的同一侧，例如 x_1、x_2 都是离群值，则首先检验最内侧的一个数据（x_2），即通过检验 G_2 来决定 x_2 是否应该舍去。如果 x_2 应该舍去，x_1 自然应该舍去。如果 x_2 不应舍去，则再检验 x_1，但在检验 x_1 时，测定次数不应作为少了 1 次。

②如果离群值有 2 个或 2 个以上，而且又分布于均数两侧，例如 x_1 和 x_n 都同属于离群值，则分别检验 x_1 和 x_n，是否应该舍去？如有一个数据决定舍去，那么再检验另一个数据时，测定次数应该作为减少一次来处理，而且此时应该选择 99% 的置信水平。

表 1－5　格鲁布斯检验临界值 $Ga.n$

测定次数（n）	显著性水平		测定次数（n）	显著性水平	
	0.01	0.05		0.05	0.01
3	1.135	1.155	29	2.730	3.086
4	1.426	1.493	30	2.745	3.103
5	1.671	1.700	31	2.759	3.119
6	1.822	1.944	32	2.773	3.135
7	1.938	2.097	33	2.786	3.150
8	2.032	2.221	34	2.799	3.164
9	2.110	2.323	35	2.811	3.178
10	2.174	2.410	36	2.823	3.191
11	2.234	2.484	37	2.834	3.204
12	2.285	2.549	38	2.845	3.216
13	2.331	2.607	39	2.856	3.228
14	2.372	2.658	40	2.867	3.239
15	2.409	2.705	41	2.877	3.250
16	2.443	2.747	42	2.886	3.261
17	2.475	2.785	43	2.896	3.272
18	2.504	2.821	44	2.905	3.282
19	2.531	2.853	45	2.914	3.292
20	2.557	2.884	46	2.923	3.301
21	2.580	2.912	47	2.931	3.310
22	2.603	2.939	48	2.940	3.319
23	2.624	2.963	49	2.948	3.328
24	2.644	2.987	50	2.956	3.337
25	2.663	3.009	60	3.03	3.41
26	2.681	3.029	70	3.08	3.47
27	2.698	3.049	80	3.13	3.52
28	2.714	3.086	90	3.17	3.56
			100	3.21	3.60

实验四 回收试验

【实验原理】

回收试验是用来发现分析方法比例系统误差的有效评价方法。即通过测定候选方法的回收率，考察该候选方法比例系统误差的有无或大小，可以对方法的准确性和可靠性作出正确评价。

比例系统误差常因样品、基质液中的其他物质与分析物竞争分析试剂，并与之发生反应所引起。其特征是随着分析物浓度的增加，此种误差成比例的增大。故比例系统误差又称线性系统误差。

【试剂与仪器】

1. 收集无肝炎病毒污染的临床生化检验剩余新鲜血清，经双缩脲法测定出血清总蛋白含量，再用醋纤膜电泳法测定出白蛋白的百分比例，即可求出白蛋白含量（g/L）。若此血清中白蛋白浓度超过50g/L时，可用生理盐水作准确的稀释，使之接近50g/L。

2. 血清白蛋白标准液　浓度为70g/L。

3. BCG试剂　按照实验二十一试剂配方与要求配制。

4. 721型分光光度计或自动生化分析仪。

【操作步骤】

1. 样本制备

原样本：混合血清。

基础样本：血清0.9ml+0.1ml蒸馏水。

回收样本Ⅰ：血清0.9ml+20μl 70g/L白蛋白标准液+80μl蒸馏水。

回收样本Ⅱ：血清0.9ml+50μl 70g/L白蛋白标准液+50μl蒸馏水。

回收样本Ⅲ：血清0.9ml +100μl 70g/L白蛋白标准液。

2. 血白蛋白值测定　取各样本按BCG法进行双份检测，结果取平均吸光度值和平均浓度值。

【数据记录】

【结果计算和分析】

1. 计算公式

$$加入浓度 = 标准液浓度 \times \frac{标准液量（ml）}{待测标本量（ml）+ 标准液量（ml）}$$

$$回收浓度 = 回收样品测得浓度 - 基础样品测得浓度$$

$$回收率（\%）= \frac{回收浓度}{加入浓度} \times 100$$

2. 结果处理　将所有计算结果填入表1－6中。

表1－6　回收试验的数据处理

指标	平均吸光度	测定浓度（mmol/L）	加入浓度（mmol/L）	回收浓度（mmol/L）	回收率（%）
原样本			—	—	—
基础样本			—	—	
回收样本Ⅰ					
回收样本Ⅱ					
回收样本Ⅲ					
平均回收率（%）	—	—	—	—	

【结果报告】

【参考范围】

一般实验方法回收率应为95%～105%之间。最为理想的回收率测定的实验结果应是100%。

【注意事项】

1. 吸量要准确，否则将严重影响实验结果。

2. 加入的标准液体积要小，一般不超过待测标本体积的10%，否则血清基质被过分稀释，不能反映原有标本的实际情况。

3. 一般需做高、中、低不同浓度标准液的回收试验，计算平均回收率；且加入标准液后，样本中被测物浓度最好达到医学决定水平。

4. 每份样本应做2～3次的重复测定，以减少随机误差对实验结果的干扰。

5. 为防止标准液不稳定、制备中的误差或实验操作等因素影响实验结果，可用比较方法对样本进行同步分析，增加实验结果的可靠性。

实验五 干扰试验

【实验原理】

干扰试验既用于检测某方法的特异性，也用于检测干扰物质对方法的干扰作用。即将可能引起干扰的物质配成不同浓度的溶液加到被测样品中，得到若干个干扰样品，于原样品中加入相同量的无干扰物的溶剂作为基础样品，然后均用候选方法检测，通过比较各干扰样品和基础样品结果的差异，以评价候选方法的准确度。本实验拟采用血红蛋白（Hb）作干扰物，观察其对血清白蛋白 BCG 测定法的干扰。

【试剂与仪器】

1. BCG 试剂　按照实验二十一试剂配方与要求配制。

2. Hb 溶液制备　收集人全血若干毫升，离心除去血浆后，用 5 倍体积的生理盐水洗涤 3 次，离心收集红细胞。加入适量的去离子水溶解红细胞后，即可获得 Hb 溶液。参照《全国临床检验操作规程》（第二版）的氰化高铁血红蛋白（HiCN）法测定其 Hb 含量，并加蒸馏水将 Hb 浓度调整成 50g/L，备用。

3. 40g/L 白蛋白标准液　购买有国家生产文号的商品血清白蛋白标准液。

4. 收集无肝炎病毒污染的临床生化检验剩余新鲜血清，经双缩脲法测定出血清总蛋白含量，再用醋纤膜电泳法测定出白蛋白的百分比例，即可求出白蛋白含量（g/L）。若此血清中白蛋白浓度超过 50g/L 时，可用生理盐水做准确的稀释，使之达到 50g/L。

5. 721 型分光光度计或自动生化分析仪。

【操作步骤】

1. 测定样本的制备

原样本：混合血清。

基础样本：混合血清 0.9ml + 蒸馏水 0.1ml。

干扰样本Ⅰ：混合血清 0.9m1 +50g/L Hb 标准液 50μl + 蒸馏水水 50μl。

干扰样本Ⅱ：混合血清 0.9m1 +50g/L Hb 标准液 100μl。

Hb 样本：蒸馏水 0.9 ml +50g/L Hb 标准液 0.l ml。

2. 白蛋白含量测定　对各样本按 BCG 法进行双份检测，结果取平均吸光度值和平均浓度值。

【数据记录】

【结果计算和分析】

1. 计算公式

$$干扰物的加入浓度 = 干扰物溶液浓度 \times \frac{干扰物溶液量（ml）}{混合血清量（ml）+干扰物溶液量（ml）}$$

$$测定浓度 = 标准液浓度 \times \frac{被测物平均吸光度}{标准液吸光度}$$

$$干扰值 = 干扰样本测得浓度 - 基础样本测得浓度$$

$$干扰率（\%）= \frac{干扰值}{基础样本值} \times 100$$

2. 结果处理 将各计算值填入表1－7中。

表1－7 干扰试验结果

样本	白蛋白测得值（g/L）	加入Hb值（g/L）	干扰值（g/L）	干扰率（%）
基础样本		—	—	—
干扰样本Ⅰ				
干扰样本Ⅱ				
Hb样本				

【参考范围】

干扰值即偏差≤容许误差（*EA*）的临界值，说明由干扰物引起的偏差对临床诊断和治疗不产生不良影响，可被接受。

【注意事项】

1. 可疑物质的选择 根据分析方法的反应原理，参考有关文献，可初步提出哪些物质会产生非特异性反应或干扰作用。对生物化学检验的方法学评价实验，一般应考虑的有血红蛋白、胆红素、脂质、防腐剂、抗凝剂和药物等。

2. 可疑干扰物的浓度 加入的可疑干扰物的浓度应明显高于通常所见浓度的上限，有可能时应达到病理标本的最高值，以便能够确定使分析结果影响临床应用价值的可疑干扰物的最低浓度值。

3. 和回收试验一样，加入物的体积在试样中应只占很小的比例（通常应<1/10）。

4. 分析物溶液 可用标准液，但最好采用患者的样品。

5. 准确吸量 为了比较含有可疑干扰物与不含可疑干扰物样品测定结果之间有无差异，必须在操作时注意吸量的准确度和精密度，最主要的是使用经过校正、计量准确度达到Ⅰ级标准的吸量管或取液器加样。

6. 设置空白对照 对于非特异性和干扰的校正，空白读数十分重要。空白有2种：试剂空白和标本空白。试剂空白不含有样品只含有分析试剂，用于校正分析读数中试剂的读数；标本空白含有样品，但省去一种能起动反应的关键试剂组份，用于消除样品中分析物以外其他成分的影响。理想的标本空白是采用不含分析物的标本，这样的标本中不含有被分析物，但阻碍或强化分析物与分析试剂反应的非分析物仍然存在，用来消除非分析物的影响是最理想的。低空白读数是所期望的，它可提供方法准确度和精密度的最佳可能性；但只要读数稳定且精密度好，高值的空白读数也能获得满意的结果。

【思考题】

1. 请设计校正容量瓶的操作步骤。

2. 如何配制 0.1000mol/L 的 HCl 标准液？

3. 批内重复试验、回收实验、干扰试验各自主要的目的是什么？

4. 临床生化实验室的质量控制　包括室内质量控制、室间质量评价以及能力比对分析。

① 临床生化实验室以检测和控制常规工作的精密度和准确度，提高常规工作中日内和日间标本检测一致性为目的所开展的工作是：

A. 室内质量控制　　B. 室间质量评价

C. 分析仪的质量管理　　D. 分析中质量控制

② 在该工作中所需控制物要具备许多要求，但下述哪项不符合：

A. 无传染性　　B. 瓶间变异小

C. 冻干品　　D. 控制物的有效期为半年

③ 在该项工作中，若控制物的检测结果在 $\bar{x}\pm3S$ 之外，则判断为：

A. 在控　　B. 失控　　C. 警告　　D. 无法判断

④ 现已知 7 个连续的控制物检测结果呈现向上或向下的趋势，提示存在：

A. 偶然误差　　B. 条件改变　　C. 系统误差　　D. 试剂变质

第二章　光谱分析技术

光谱分析技术具有灵敏、准确、快速、简便、选择性好等特点，是临床生化实验室中最基本和最常用的分析技术。光谱分析技术可分为发射光谱、吸收光谱和散射光谱三大类，其中基于发射光谱分析的方法有火焰光度法、原子发射光谱法和荧光光谱法；基于吸收光谱分析的方法有紫外－可见光分光光度法、原子吸收分光光度法和红外光谱法；基于散射光谱分析的方法有比浊法等。本章要求掌握721型分光光度计波长的校正方法与吸收曲线的绘制、发射光谱、吸收光谱和散射光谱的基本原理；熟悉影响实验结果的主要因素、注意事项和操作技能；了解各方法的应用范围。

实验六　721型分光光度计波长校正与吸收曲线的制作

【实验原理】

光源通过棱镜色散成连续光谱。转动准直镜使色散光谱中某一部分由出光狭缝射出而成一单色光束，该光束的主波长由随同准直镜转动的波长刻度盘指示。刻度盘读数与出射光束实际波长是否相符，可通过测绘已知吸收峰波长的标准溶液或标准滤光片（如镨钕滤光片）的吸收曲线而确定。

【试剂与仪器】

1. 721型分光光度计。
2. 镨钕滤光片及干涉滤光片各1片。
3. 方格坐标纸2张。

【操作步骤】

1. 按照721型分光光度计操作程序，测定镨钕滤光片及干涉滤光片在表2－1规定的波长范围及间距的各点吸光度值（每一波长测定3次）。

表2－1　规定之波长范围及间距

干涉滤光片波长范围（主波长589nm）	镨钕滤光片波长范围最大吸收波长529nm
550	510
560	515
565	520

续表

干涉滤光片波长范围（主波长 589nm）	镨钕滤光片波长范围最大吸收波长 529nm
570	524
575	526
580	528
584	—
588	530
—	534
590	540
596	545
605	550

2. 按表 2－2 格式记录测定数据

表 2－2 测定数据

波长范围（nm）	吸光度			
	1	2	3	$\bar{x}$

3. 绘图

（1）取方格坐标纸一张，在 X 轴上标波长（每一小格为 2nm），以 Y 轴为吸光度（每一小格为 0.01A）。

（2）将所测吸光度按相应波长画在图上。

（3）连接各点，即为所测标准滤光片的吸收曲线。

（4）观察指定吸收峰波长（实测值）与标度值是否相符，若不符合，则两者存在偏差。若偏差值在 360～600nm 范围内超过 ±3nm，在 600～700nm 间超过 ±5nm，在 700～800nm 间超过 ±8nm，则应进行校正。

4. 校正步骤

（1）若偏差值在 589nm 处超过 ±20nm，则应首先调整光源灯泡位置。方法是首先将波长刻度盘指示 580nm 处，拧松光源灯支架螺钉；打开比色室翻盖，在出光狭缝处插一白纸条；开启电源，调节光量旋钮（100%）达最大，观察白纸条上应可见一长方形，两端钝圆的橘黄色光斑。若光斑不是橘黄色，则应轻轻左右移动光源灯泡，把光斑调节成橘黄色后即可固定支架，取出白纸条。若偏差不大（吸收曲线的 λmax 偏差未超出上述规定，且肉眼观察光斑也呈橘黄色），可省去上述调整步骤。

（2）将波长刻度盘转到指示 529nm 处，调节光路空白至透光率 100%，然后将镨钕滤光片推入光路；打开仪器左侧的调节窗盖，认定“☆”标记的调节螺杆，再由吸收曲线上与 529nm 吸收峰的实测位置与 *X* 轴标度偏离位置以螺丝刀轻微转动“☆”标记的调节螺杆，如需峰尖向左移，可顺时针方向转动；需向右移，则反时针方向转动。同时观察透光率的变化，使达到最低值。

【结果分析】

【结果报告】

【参考范围】

镨钕滤光片在波长 529nm ± 2nm 处有最大吸收值为合格。

实验七 火焰发射光度法测定血清钾、钠

【实验原理】

火焰光度分析是一种原子发射光谱分析技术，是测定被测离子的发射光强度。样品中钾、钠原子接受火焰的热能而被激发处于激发态。激发态的原子不稳定，放出能量，发射出元素特有波长的辐射谱线，迅速回到基态。样品溶液中钠、钾浓度越大，所发射的光谱越强，发射光谱强度与钠、钾浓度成正比。

血清及尿液样品用含有已知量锂或铯盐的稀释液稀释，然后由压缩空气喷雾雾化，进入丙烷气体（可用其他可燃气）火焰。钾、钠、锂或铯受热被激发，发射出谱带锋利而又明亮的光线，其波长分别为 767nm、589nm、671nm 和 852nm。被测离子的发射光透过干涉滤光片到达光电检测器，与钾、钠标准液的火焰比较，计算出血清及尿液样品的钾、钠浓度。

锂或铯离子（通常为 15mmol/L）为钾、钠的内标准。

【试剂与仪器】

1. 钾标准贮存液（10mmol/L）　精确称取经110～120℃烘烤4h以上并置于干燥器至恒重的氯化钾（AR或GR）0.7455g，用适量去离子水溶解后移入1L容量瓶中，再稀释至刻度。

2. 钠标准贮存液（200mmol/L）　精确称取经110～120℃烘烤4h以上并置干燥器至恒重的氯化钠（AR或GR）11.691g，用去离子水溶解后移入1L容量瓶中，再稀释至刻度。

3. 钾钠标准应用液Ⅰ（钾0.04mmol/L，钠1.2mmol/L）　取钾标准贮存液4ml、钠标准贮存液6ml溶于去离子水中，并准确定容至1L。贮存于塑料瓶中备用。

4. 钾钠标准应用液Ⅱ（钾0.04mmol/L，钠1.4mmol/L）　取钾标准贮存液4ml、钠标准贮存液7ml溶于去离子水中，并准确定容至1L，贮存于塑料瓶中备用。

5. 钾钠标准应用液Ⅲ（钾0.04mmol/L，钠1.6mmol/L）　取钾标准贮存液4ml、钠标准贮存液8ml溶于去离子水中，并准确定容至1L，贮存于塑料瓶中备用。

6. 锂标准贮存液（1.5mol/L）　称取硝酸锂103.43g，用去离子水溶解后移入1L容量瓶中，再稀释至刻度。若用其他锂盐，称量分别是：氯化锂63.59g/L，碳酸锂55.42g/L，硫酸锂（$Li_2SO_4 \cdot H_2O$）95.97g/L，贮存于聚乙烯瓶中备用。

7. 锂标准应用液（15mmol/L）　将锂标准贮存液用去离子水做100倍稀释，必须贮存于聚乙烯瓶内。

8. 火焰光度仪。

【操作步骤】

1. 待测标本准备　取不溶血的血清0.1ml，加去离子水9.9ml稀释。24h尿液标本充分混合后，吸出尿液，用去离子水做适当稀释。稀释的血清或尿液标本置火焰光度计的样品吸入管吸入，进行测定。

2. 仪器操作　不同型号的仪器操作步骤不完全一样，可按仪器说明书进行操作。不同厂家生产的仪器虽然型号不同，但主机（包括空气压缩机）基本上由雾化燃烧部分、光学部分和光度测量部分组成。

（1）直接测定法　调节火焰大小，选择钠测定档，调节检流计的发射光谱强度读数到零点和100%点。然后依次分别测定钾、钠标准应用液Ⅰ、Ⅲ和各测定管，分别记录其读数。然后调至钾测定档，以同样的方式，测定钾、钠标准应用液Ⅱ和各测定管，分别记录其读数。再按下列公式计算。

（2）内标法　具有内标法的火焰光度仪多能直接显示测定结果。内标法能减少由于火焰不稳定引起的误差，可提高测定的精密度和准确性。血清用锂标准应用液（15mmol/L）做1:100稀释。

【数据记录】

【结果计算和分析】

$$c_{Na}=\left[\frac{R_U-R_L}{R_H-R_L}\times\ (c_H-c_L)\right]+c_L\times D$$

式中：c_{Na}为测定标本钠浓度；R_U 为测定标本钠读数；c_H 为高钠标准液浓度；R_H 为高钠标准液读数；c_L 为低钠标准液浓度；R_L 为低钠标准液读数；D 为稀释倍数。

$$c_K=\frac{\text{测定管读数}}{\text{标准管读数}}\times 0.04\times 100$$

$$c_K=$$

$$c_{Na}=$$

【结果报告】

【参考范围】

血清钠 135～145mmol/L；血清钾 3.5～5.5mmol/L。
尿钠 40～220mmol/L；尿钾 25～125mmol/24h。

【注意事项】

1. 火焰调节到适宜大小，保持火焰稳定，是保证测定准确性的关键。

2. 溶血或延迟分离血清可使血清钾浓度升高，应及时分离血清，置于有塞试管内冰箱保存。若遇到标本溶血，应在报告单上注明，以便于临床医生对检测结果的解释。

3. 测定用玻璃器皿必须用去离子水冲洗干净，不得有钾、钠离子污染。

4. 血清稀释必须准确。每次测定时，要用定值质控血清做质量控制。若失控，应及时查找失控的原因。

5. 配制“高、中、低”3个标准的目的是可以绘制标准曲线或进行插入法计算。插入法计算是指：当测定读数在“高、中”标准之间或“中、低”标准之间时，分别用“高、中”标准或“中、低”标准进行计算，因为钠的浓度与激发光强度呈抛物线状，这样计算的结果更准确。

6. 火焰光度计的各管道应保持通畅，不得有堵塞，燃料气压及助燃气压应保持恒定，且两者的比例要合适。

7. 尿液标本钠、钾浓度波动范围大，故稀释倍数要做适当调整，使尿钾的测定浓度在10mmol/L以内，尿钠的测定读数位于高、中、低3个标准管中2个标准读数之间，以便作比较法计算尿钠浓度。现将尿钠稀释方法列于表2-3。

表2-3 尿液稀释方法

尿液（ml）	去离子水（ml）	稀释倍数	稀释比例
0.5	9.5	20	1:20
0.1	9.9	100	1:100
1:100稀释尿2.0	8.0	500	1:500
1:100稀释尿1.0	9.0	1000	1:1000

【方法评价】

1. 火焰光度法测定钠、血钾快速准确，操作简便。标本不需去蛋白。线性范围：血钠100～160mmol/L，尿钠0～200mmol/L；血钾2～8mmol/L，尿钾0～200mmol/L。回收率：K^+97.1%～105%，Na^+89.4%～93.30%。

2. 在严重的高脂血症和高蛋白血症的血清样品，由于单位体积血清中水量明显减少（脂质和蛋白占据体积），会导致假性低钠、钾血症。

实验八 免疫比浊法测定C-反应蛋白（CRP）

【实验原理】

利用散射比浊法或透射比浊法检测。

1. 液相中抗原与抗体的反应结果与两者的浓度和比例有关（Heidelberger和Kendall曲线）。因此，免疫比浊技术要求溶液中抗体要保持中等过量，此时免疫复合物（IC）仍是可溶的，抗原与抗体的反应遵循质量作用定律，形成IC（Ag-Ab）的量是抗原或抗体量的函数。当抗体量固定时，IC的量与抗原的量成正比。

2. 当标本中待测抗原过量时，常易出现Hook效应（假性低值），如图2-1。如前所述，免疫比浊技术要求在抗体保持中等过量的前提下进行，此时，随抗原浓度的增加检测信号而增加（Heidelberger-Kendall曲线上升处）。为了检测标本中抗原是否过量，不同的仪器设置了不同的预反应程序；有的是加入抗原，如检测信号继续上升，说明反应液中仍有游离抗体，抗原未过量，反之则说明抗原已过量，标本需进一步稀释。也有的是先让少量标本与抗血清混合，监测它们的反应，如检测信号超过了预反应设定的阈值，说明标本中抗原过量，仪器对标本自动稀释后再进行分析。

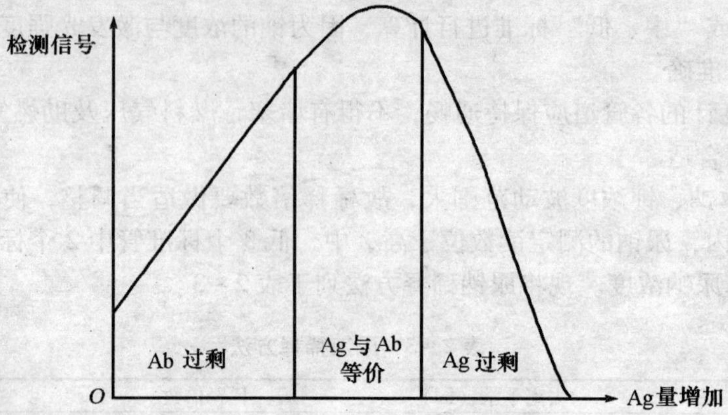

图2-1　抗原抗体反应的Heidelberger和Kendall曲线

【试剂与仪器】

散射比浊法购买与仪器配套的全套商品试剂，透射比浊法（生化自动分析仪）可用国产开放试剂。

【操作步骤】

按仪器、试剂使用说明书操作。

【数据记录】

【结果计算与分析】

【结果报告】

【参考范围】

C－反应蛋白：新生儿、脐血≤0.6mg/L；生后1周～1个月婴儿≤1.6mg/L；孕妇≤47mg/L；成人和儿童：0.068～8.2mg/L（中值0.58mg/L）。

【注意事项】

1. 为了提高检测的灵敏度，目前开发了一种胶乳增强的试剂，即将抗人CRP抗体包被于聚苯乙烯胶乳微粒上，以其捕获样品中的CRP，形成的较大凝集物可增加检测信号，显著提高灵敏度，检测的最低限可达0.01～0.1mg/L。

2. 不同的检测系统（仪器和试剂）得出的结果有一定的差异。

3. 脂血标本、含类风湿因子和人抗鼠IgG抗体的标本都会使结果假性升高。

4. 为了增加结果的可靠性和可比性，检测系统应设置由WHO的国际参考品（85/506或CRM470）转移的校准物和质控物。

【临床意义】

1. 用于器质性疾病筛查　如细菌感染引起的急、慢性炎症，自身免疫性疾病或免疫复合物病；组织坏死和恶性肿瘤。

2. 并发感染的鉴别　CRP＞100mg/L为细菌感染，病毒感染≤50mg/L，革兰阴性菌感染可高达500mg/L。

3. 评价疾病活动性和疗效监控　CRP 10～50mg/L表示轻度炎症（膀胱炎、支气管炎、脓肿）、手术、创伤、心肌梗死、深静脉血栓、非活动性风湿病、恶性肿瘤、病毒感染；CRP≥100mg/L提示为较严重的细菌感染，治疗需静脉注射抗生素；治疗过程中CRP仍维持高水平，提示治疗无效。

4. 用于器官移植排斥反应的检测　排斥反应时血清CRP水平持续升高。

【方法评价】

1. 线性范围　（0～40）mg/L±10%。

2. 精密度　批内 *CV*%≤5.0%，批间 *CV*%≤10%。

【思考题】

1. 你测绘的标准滤光片在规定波长范围内的λmax是多少纳米？该标度值与所测标准滤光片的真实吸收峰位置偏差多少纳米？是否需要调整？如何调整？

2. 如果使用一台未经波长校正的分光光度计进行某项测定，可能对结果产生什么影响？

3. 何谓光谱分析？影响光谱分析的主要因素有哪些？

4. 何谓透射比浊法、散射比浊法？

第三章　电泳分析技术

电泳是指带电颗粒在电场的作用下发生迁移的过程。许多重要的生物分子，如蛋白质、多肽、氨基酸、核酸、核苷酸等都具有可电离基团，它们在某个特定的 pH 下可以带正电或负电。在电场的作用下，这些带电粒子会向着与其所带电荷极性相反的电极方向移动。电泳技术就是利用在电场的作用下，各待分离物质因带电性质以及颗粒大小、形状等性质的差异，产生不同的迁移速度，从而对样品进行分离、鉴定或提纯的技术。

电泳按介质状况来分，有自由电泳和区带电泳两大类。前者以溶液为介质，在溶液中将蛋白质分离开来。因自由电泳过程中扩散严重，分辨率有限，而且设备昂贵，操作繁琐，现在已基本上被区带电泳法所取代；区带电泳法，是指在固体支持物上所进行的电泳。20 世纪 50 年代以来，常用的固体支持物有滤纸、醋酸纤维薄膜、淀粉凝胶、琼脂糖凝胶和聚丙烯酰胺凝胶等。区带电泳法分辨率高，设备简单，操作方便，已经是生物化学及分子生物学领域中极为有用的技术。电泳的方法很多，目前在临床上常用醋酸纤维薄膜及琼脂糖凝胶法，具有微量、快速、简便、分辨力高、对样品无拖尾和吸附现象等优点，广泛应用于血清蛋白、血红蛋白、糖蛋白、脂蛋白、结合球蛋白、同工酶的分离和测定。

实验九　醋纤膜电泳法测定血清蛋白质

【实验原理】

血清蛋白的 pI 都在 7.0 以下，在 pH 8.6 的巴比妥缓冲液中以负离子的形式存在，不同的蛋白质，由于 pI 不同，所带电荷不同，分子大小、形状也各有差异，所以在电场作用下，可在醋酸纤维薄膜上分离成 A、α_1、α_2、β、γ 五条区带，电泳结束后，将醋酸纤维薄膜置于染色液，使蛋白质固定并染色，再脱色（洗去多余染料），将经染色后的区带分别剪开，将其溶于碱液中，进行比色测定，计算出各区带蛋白质的百分数，也可将染色后的醋酸纤维薄膜透明处理后，在扫描光密度计上绘出电泳曲线，并可根据各区带的面积计算各组份的百分数。

【试剂与仪器】

1. 巴比妥缓冲液（pH 8.6，离子强度 0.06）　称取巴比妥钠 12.76g、巴比妥 1.66g，加蒸馏水约 500ml，加热溶解，冷至室温后，再加蒸馏水至 1000ml。

2. 氨基黑 10B 染色液　称取氨基黑 10B 0.5g，加入冰醋酸 10ml、甲醇 50ml、蒸馏水补足至 100ml，混匀，在具塞试剂瓶内贮存。

3. 漂洗液　取95%乙醇45ml、冰醋酸5ml，蒸馏水补足至100ml，混匀，在具塞试剂瓶内贮存。

4. 0.4mol/L　氢氧化钠溶液。

5. 透明液　取冰醋酸20ml和无水乙醇80ml，混匀，装入试剂瓶，塞紧备用。

6. 电泳仪以及分光光度计或光密度扫描仪。

7. 醋酸纤维薄膜、培养皿、滤纸、镊子、剪子、加样器、直尺、铅笔、玻璃板（8cm ×12cm）、试管、试管架、吸量管、吸量管架。

【操作步骤】

1. 准备　将缓冲液约700～800ml倒入电泳槽内，调节两侧槽内的缓冲液，用滤纸条平衡，一般约需平衡15～20min，使两侧电极槽内液面达到同一水平。

剪裁尺寸合适的纱布，叠成四层贴在电泳槽的两则支架上，一端与支架前沿对齐，另一端浸入电泳槽的缓冲溶液内，使纱布全部润湿，此即盐桥。

将醋酸纤维薄膜在毛面的一端约1.5cm处，用铅笔轻轻划一横线，作为点样线，并编号。将醋酸纤维薄膜浸入巴比妥缓冲液内，待充分浸透（约20min），即薄膜已无白斑后，取出夹在滤纸中间，轻轻吸去多余的缓冲液。

2. 点样　取少量血清置于载玻片上，用加样器取血清约3μl垂直加于点样线上，待血清渗入膜内后，移开加样器。将薄膜点样的一端放阴极侧，光面向上，平整地贴于电泳槽支架的盐桥上，使其平衡约5min。

3. 电泳　打开电源开关，调节电压为90～160V，电流为0.4～0.6mA/cm宽，夏季通电45min，冬季通电60min，待电泳区带展开约3.5cm即可关闭电源。

4. 染色　将薄膜用镊子小心取出，直接浸入染色液中，染色2min。

5. 漂洗　准备4个漂洗皿，倒入漂洗液，从染色液中取出已染薄膜，反复漂洗，直至背景颜色脱净为止。一般每隔10min左右换1次漂洗液，连续漂洗3次即可。此时即得5条蛋白色带，从阳极端起，依次为清蛋白、α_1－球蛋白、α_2－球蛋白、β－球蛋白和γ－球蛋白。

6. 定量

（1）洗脱法　取6支试管，分别标明“空白、A、α_1、α_2、β、γ”，将漂净的薄膜用滤纸吸干后，剪下各条蛋白区带，并于空白部位剪一相当于清蛋白宽度的薄膜作为空白，放入上述试管中，分别浸入0.4mol/L NaOH溶液中，清蛋白管为4ml，其余各管为2ml。振摇数次，约经30min，蓝色即可完全浸出。用分光光度计比色，于620nm波长下，以空白管调零，测定各管的吸光度，按下式计算各部分蛋白质所占百分比（相对百分含量）：

$$\text{清蛋白}\% = \frac{\text{清蛋白管吸光度} \times 2}{T} \times 100$$

$$\alpha_1-\text{球蛋白}\% = \frac{\alpha_1-\text{球蛋白管吸光度}}{T} \times 100$$

$$\alpha_2-\text{球蛋白}\% = \frac{\alpha_2-\text{球蛋白管吸光度}}{T} \times 100$$

$$\beta-球蛋白\% = \frac{\beta-球蛋白管吸光度}{T} \times 100$$

$$\gamma-球蛋白\% = \frac{\gamma-球蛋白管吸光度}{T} \times 100$$

T = 清蛋白管吸光度 ×2 + α_1 - 球蛋白吸光度 + α_2 - 球蛋白管吸光度 + β - 球蛋白管吸光度 + γ - 球蛋白管吸光度。

（2）吸光度计法

透明：将完全干燥的薄膜置于透明液中浸泡 3min，然后取出，贴于玻璃板上，不要存留气泡，约经 2～3min，薄膜便完全透明。待干后撕下压平，可长期保存。

扫描定量：将干燥的薄膜放入微机控制的自动扫描吸光度计内，对蛋白质区带进行扫描，自动绘出电泳图形，并直接打印出各部分蛋白质的相对百分含量。

【数据记录】

【结果计算和分析】

【结果报告】

【参考范围】

清蛋白：57%～72%。

α_1 - 球蛋白：2%～5%。

α_2 - 球蛋白：4%～9%。

β - 球蛋白：6.5%～12%。

γ - 球蛋白：12%～20%。

【临床意义】

1. 慢性肝炎、肝硬化时，清蛋白降低，γ - 球蛋白升高。

2. 肾病综合征时，清蛋白降低，α_2－球蛋白及 β－球蛋白升高。

3. 结缔组织病（如红斑狼疮、类风湿关节炎等）时，清蛋白降低，γ－球蛋白显著升高。

4. 多发性骨髓瘤时，清蛋白降低，γ－球蛋白增多，于 β 和 γ 区带之间出现“M”带。

【注意事项】

1. 标本应新鲜，不溶血，加量不宜过多。

2. 醋纤膜在电泳前必须浸泡 20min 以上，使薄膜浸透。

3. 电泳时注意正负极不能放错。

4. 电泳槽内缓冲液液面要保持一定高度及同一水平，定期更换缓冲液；次电泳更换正负极。

5. 电泳后区带应无拖尾、各区带明显分开，如电泳图谱不清、不整齐或电泳速度慢，可能是：①点样过多；②点样不均匀、不整齐；③薄膜过干或水分蒸发或未浸透；④薄膜过湿，样品扩散；⑤薄膜与盐桥接触不良；⑥缓冲液变质；⑦样品不新鲜；⑧醋纤膜质量不高；⑨电流过低；⑩缓冲液中水分蒸发，使离子强度增大。

【方法评价】

1. 优点　醋纤膜电泳具有的优点：灵敏度高，标本用量少，分辨率高，区带清晰，电泳时间短，操作快捷，醋纤膜对染料不吸附，区带均匀，背景清晰，既易比色定量，又易透明后进行光密度扫描。

2. 缺点　有轻微电渗，薄膜吸水性差，电阻容易增大，电流较大时水分易蒸发，造成蛋白质变性。

实验十　琼脂糖电泳法测定血清脂蛋白

【实验原理】

血清脂蛋白经饱和苏丹黑 B 预染色后，加在琼脂糖凝胶板上，置电泳槽中电泳，根据各种载脂蛋白所带电荷量的不同，可分出脂蛋白各区带，分别测量各区带的浓度，即可求出相对百分比。

【试剂与仪器】

1. 饱和苏丹黑 B 染液　取苏丹黑 B 约 0.5g，溶于 5ml 无水乙醇中，使其呈饱和溶液。

2. 250g/L 蔗糖溶液　称取蔗糖 2.5g，加蒸馏水 10ml。

3. 电泳缓冲液（pH 8.6，离子强度 0.075）　称取巴比妥钠 15.45g 和巴比妥 2.768g，溶于煮沸过的蒸馏水中，加至 1000ml。

4. 巴比妥－盐酸缓冲液（pH 8.2，离子强度 0.082）　称取巴比妥钠 17.0g，溶于

600ml 蒸馏水中，再加 1mol/L HCl 23. 5ml 后加蒸馏水至 1000ml。

5. 乙二胺四乙酸二钠（10mol/L EDTA – Na_2） 称取 EDTA – Na_2 372mg，溶于 100ml 蒸馏水中。

6. 5g/L 琼脂糖凝胶 称取琼脂糖 0. 5g，加巴比妥盐酸缓冲液 5ml，EDTA – Na_2 1. 2ml，蒸馏水 50ml，加热溶解并摇匀，分装于大试管中，冷却后置冰箱备用。

7. 载玻片、酒精灯、刺槽器、试管、试管架、吸量管、吸量管架、电泳仪，以及分光光度计或光密度扫描仪等。

【操作步骤】

1. 血清预染 取血清 0. 18ml 于一小试管中，加饱和苏丹黑 B 染液 0. 02ml，混匀，置室温 1h 后，加 5g/L 蔗糖 0. 2ml。

2. 制板 取普通载玻片（2. 5cm × 7. 5cm）擦净，将已溶化的 5g/L 琼脂糖溶液均匀涂布于载玻片上（每片 2. 5ml），静置，室温待凝固，然后距载玻片一端 1. 5cm 处打一小槽（1cm × 0. 1cm），注意勿将小槽挑破。

3. 加样 吸净槽内水分，将预染的样品 20ul 加于样品槽内，勿使血清溢出槽外。

4. 电泳 将上述已加样品琼脂糖凝胶板小心置电泳槽支持架上，加样品端接阴极。另用四层滤纸或纱布做成“引桥”，敷于胶板的两端，各搭住凝胶板 1cm 左右，“引桥”另一端浸入电极缓冲液中。接通电源，电压控制在 100 ~ 120V 之间，电泳 40 ~ 60min，即可分离脂蛋白分区带。

5. 结果判断 自阴极端起，原点为乳糜微粒，依次为 β – 脂蛋白、前 β – 脂蛋白及 α – 脂蛋白，正常出现二条或三条区带，正常人空腹血清标本无 CM 区带。

关于结果判断，可按直观区带着色深浅、宽窄，用浅染、稍浅染、深染及消失等加以描述。用光度计扫描仪测定，可直接描出各峰图形及算出各区带百分比。

【结果报告】

【参考范围】

α – 脂蛋白：20% ~ 30%。

前 β – 脂蛋白：0% ~ 28%。

β – 脂蛋白：50 ~ 70%。

乳糜微粒：（ – ）。

【临床意义】

正常成人血清脂蛋白电泳，乳糜微粒一般空腹血样没有，各区带的浓度比是：β – 脂

蛋白 > α - 脂蛋白 > 前 β - 脂蛋白。人血清脂蛋白成分电泳检测分析，是高脂蛋白血症诊断分型的重要依据。

【注意事项】

1. 样本要求是新鲜的空腹血清（采血后 2 天内测定）。

2. 可在琼脂糖凝胶凝固前插入与点样小槽一样大小的点样梳，凝胶凝固后取出，留下的小槽可直接加样。

【方法评价】

1. 优点　琼脂糖凝胶电泳具有灵敏度高，标本用量少，分辨率高，区带清晰，电泳时间短，操作快捷，区带均匀，背景清晰，可直接进行光密度扫描。

2. 缺点　电泳后的样本区带容易扩散，必须立即固定。

【思考题】

1. 电泳时，醋酸纤维薄膜点样的一端应靠近哪一电极？为什么？

2. 血清醋酸纤维薄膜电泳可将血清蛋白依次分为哪几条区带？

3. 血清蛋白电泳分析有何临床意义？

4. 血清琼脂糖脂蛋白电泳可将脂蛋白分为哪几条区带？血清脂蛋白电泳分析有何临床意义？

第四章 层析分析技术

实验十一 离子交换柱层析法分离混合氨基酸

【目的和要求】

1. 熟悉层析的基本概念与分类。
2. 掌握离子交换柱层析的基本原理及用途。
3. 了解离子交换柱层析法分离混合氨基酸的基本步骤及注意事项。

【实验原理】

离子交换层析是利用离子交换剂对各种离子的亲和力不同，来分离混合物中各种离子的层析技术。聚乙烯强酸型阳离子交换树脂可用于分离氨基酸，它含有带负电荷的磺酸基团，能与带正电荷的阳离子发生可逆的离子交换反应。当混合氨基酸样品溶液为酸性时，氨基酸主要以阳离子形式存在，由于各种氨基酸的等电点不同，其带电荷情况不同，因此，上柱后与树脂的亲和力就不同，故可选择适当 pH 和离子强度的缓冲液可将他们依次洗脱，酸性较大的氨基酸先被洗脱下来，接着是中性氨基酸，最后是碱性氨基酸。

本实验是分离混合样品中的谷氨酸（等电点 pI 3.22）、苯丙氨酸（pI 5.48）及赖氨酸（pI 9.74），使用 pH = 5.28 的柠檬酸缓冲溶液为洗脱液。pH = 5.28 时，谷氨酸带负电荷，不与树脂结合，首先被洗脱出来；赖氨酸带正电荷，与树脂结合较紧，洗脱最慢；苯丙氨酸带正电荷较弱，与树脂的结合力介于前二者之间，所以介于二者之中间洗脱出来。洗脱液中的氨基酸与茚三酮 - $TiCl_3$ 液发生呈色反应，通过比色可进行定量。

【试剂与仪器】

1. 树脂 Zerolit 225 型（相当于国产强酸 732 型树脂）阳离子交换树脂，浮选流速为 480ml/min。

2. pH 5.28 柠檬酸缓冲洗脱液 称取柠檬酸（$C_6O_7H_8 \cdot H_2O$）28.5g，NaOH 18.6g，容于 300 ml 左右的蒸馏水中，加 HCl（12mol/L）10.5ml，最后用蒸馏水定容至 1000ml。

3. 混合样品液 精确称取谷氨酸 14.70mg，苯丙氨酸 16.50mg，赖氨酸 14.60mg，溶于 0.2mol/L HCl 10.0ml 中，充分溶解，混匀后各成分氨基酸的浓度为 5mmol/L，冰箱保存。

4. 60% 乙醇溶液。

5. 显色液 1% 茚三酮 - $TiCl_3$ 溶液。

（1）称取无水醋酸钠48.9g及柠檬酸0.6g，溶于蒸馏水11ml中，再加冰醋酸19ml，然后用蒸馏水定容至150ml，用柠檬酸钠调pH至5.5。

（2）称取茚三酮10g，溶于乙二醇350ml中，加三氯化钛（$TiCl_3$）3.7ml，同N_2混匀，存冰箱中。

6. 玻璃层析柱（20cm×0.6cm）。

7. 恒流泵（或恒压瓶）。

8. 恒温水浴锅。

9. 分光光度计。

【操作步骤】

1. 树脂的处理　对于市售干树脂，先经水充分溶胀后，经浮选得到颗粒大小适合的树脂，然后加3倍量的2mol/L HCl溶液，在水浴中不断搅拌加热到80℃，30min后自水浴中取出，倾去酸液，用蒸馏水洗至中性，然后再用3倍量的2mol/L NaOH溶液，同上述方法，洗树脂30min后，用蒸馏水洗至中性，这样用酸碱反复轮洗，直到溶液无黄色为止。以1mol/L NaOH溶液转树脂为钠型，蒸馏水洗至中性备用。为防细菌生长，过剩的树脂浸入1mol/L NaOH溶液中保存。

2. 装柱　取玻璃层析柱（20cm×0.6cm）一支，垂直装好，用夹子夹紧柱底出口处橡皮管，在柱内加入2～3cm高的柠檬酸缓冲液。将搅拌成悬浮状的树脂沿柱内壁缓慢倒入，防止气泡产生。待树脂在柱底部逐渐沉积2～3cm高时，用吸管吸去柱内上层清液，慢慢打开柱底出口，继续加入树脂悬液，直至树脂高度达到16～18cm为止。

3. 平衡　层析柱装好后，再缓慢沿管壁加满缓冲液，接上恒流泵（或恒压瓶），用柠檬酸缓冲液以5滴/min的流速平衡40min左右，直至流出液的pH与缓冲液的pH相等为止。

4. 加样　加样前，收集1.5ml平衡液作测定空白管。移去层析柱上连接泵的橡胶管，用滴管吸去上层缓冲液，打开柱底出口，小心使柱内液面流下恰好至树脂表面时，立即关闭出口（注意：不要使液面下降至树脂表面下）。用加样器吸取氨基酸混合样品20μl，沿靠近树脂表面的管壁慢慢加入，以免冲坏树脂表面。

5. 洗脱　加样后缓慢地打开柱底管夹，使液面尽可能缓慢地流下至与树脂表面恰好平齐，马上关闭柱底出口，然后再用滴管吸取适量洗脱液清洗柱内壁2～3次（每次用量约0.5ml），小心加缓冲液离柱顶部1cm为止，然后接上连接恒流泵的橡皮管，以5滴/min开始洗脱。

6. 收集　层析柱洗脱液用自动部分收集器按每10min收集1管（约1.5ml），收集13～16管。亦可用刻度试管进行手工收集。

7. 测定　将收集的洗脱液各管编好号后，于每管内加入茚三酮显色液0.5ml，摇匀后在100℃水浴中加热15min，然后冷却到40℃左右，加入60%乙醇1.5ml定容之，摇匀后于1h内在570nm处比色。

【数据记录】

【结果计算和分析】

以平衡液为空白管，记录各管吸光度读数。以吸光度为纵坐标，收集的管数或体积为横坐标，绘制出洗脱曲线。

【结果报告】

【注意事项】

1. 在柠檬酸缓冲液中加入 0.1% 酚溶液可防止缓冲液长霉，以便保存。

2. 在室温较高的夏季，配制缓冲液用的蒸馏水必须是新鲜蒸馏水，配前煮沸，配好后在 4℃保存。

3. 在装柱时应防止柱内液体流干而使装柱失败。装层析柱要均匀，没有气泡、节痕和界面，树脂顶面平整，否则要重装柱。

4. 调节流速时要先排除恒流泵与柱间连接管内所有气泡，以免影响流速。

5. 样品体积不要过大，含量不能超过层析柱内离子交换能力，否则影响分离效果。

6. 样品要集中和均匀分布，并不被柱上缓冲液定容。为此，要先将离子交换剂顶上的缓冲液放出（但不能让空气进入交换剂内），再将样品均匀地滴到交换剂面上。为防止破坏柱床面，可沿管壁四周缓慢加入，再用少量缓冲液清洗柱内壁。

【方法评价】

离子交换层析中的关键物质是作为固定相的离子交换剂。目前常用的离子交换剂都是人工合成的有机化合物，主要包括离子交换树脂、离子交换纤维和交联葡聚糖离子交换剂，其中离子交换树脂使用最广泛。本法采用的 Zerolit 225 型（相当于国产强酸 732 型树脂）阳离子交换树脂为聚苯乙烯强酸型阳离子交换树脂，其特点是交联度高。

【思考题】

生化检验技术及分子生物学的四大基本分析技术指哪四大技术？（题1～5共用题干）

A. 丽春红 S　　B. 考马斯亮蓝 R250

C. 溴化乙啶　　D. 伊红

E. 结晶紫　　G. 过硫酸胺

H. 四甲基乙二胺　　I. 冰醋酸－乙醇

J. 甲叉双丙烯酰胺（亚甲基双丙烯酰胺）

1. 制备聚丙烯酰胺凝胶的催化剂。
2. 制备聚丙烯酰胺凝胶的加速剂。
3. 醋酸纤维素薄膜常用的染料。
4. 核酸电泳常用的染料。
5. 蛋白质电泳中为消除或减少电荷对蛋白质移动的影响常加入。指出检测下列物质常用的技术：（题7～11共用题干）

A. 原子吸收分光光度法　　B. 散射比浊法

C. 荧光分析法　　D. 电化学分析技术

E. 电泳技术

6. 锌的检测。
7. DNA 的检测。
8. 蛋白质的分离与鉴定。
9. 血清钠的检测。
10. 微量蛋白的检测。

第五章　酶学分析技术

酶学分析即检测某种酶的活性高低或利用酶作为试剂来检测某种物质的含量的方法。酶活性测定按反应时间分为定时法和速率法：定时法，即在反应开始后一段时间内产物的生成量或底物的消耗量，以测定酶活性的方法；速率法，是指在多个时间点连续测定产物（或底物）在线性期内的生成量（或消耗量），以测定酶活性的方法。按测定对象分直接法和间接法，直接法是指直接测定酶促反应产物或底物的理化指标（如速率法测定血清乳酸脱氢酶即利用反应生成的 NADH 在 340nm 处紫外吸收峰的增加），以测定酶活性的方法；间接法是指加入相应试剂后间接测定酶促反应的产物或底物转化物的理化指标（如偶联 NAD^+ 或 NADH 的紫外吸收特性，偶联 H_2O_2 的 Trinder 反应等），以测定酶活性的方法。

实验十二　定时法测定血清淀粉酶

【实验原理】

血清（或血浆）中 α－淀粉酶（α－amylase，AMS）催化淀粉分子中 α－1，4－糖苷键水解，产生葡萄糖、麦芽糖及含有 α－1，6－糖苷键支链的糊精。在底物过量的条件下，反应后加入的碘液与未水解的淀粉结合成蓝色复合物，在规定的反应时间内，其蓝色的深浅与未经酶促反应的空白管比较，可以推算水解的淀粉量，计算出淀粉酶的活力单位。反应式如下：

$$\text{淀粉} + H_2O \xrightarrow{AMS} \text{糊精} + \text{麦芽糖} + \text{葡萄糖}$$

$$\text{剩余淀粉} + I_2 \longrightarrow \text{蓝色复合物}$$

【试剂与仪器】

1. 0.4g/L 淀粉缓冲溶液　在约 500ml 蒸馏水中，称取 NaCl 9g、Na_2HPO_4 22.6g（或 $Na_2HPO_4 \cdot 12H_2O$ 56.94g）和 K_2HPO_4 12.5g 溶解，加热至沸腾。另取一小烧杯，精确称取 0.4g 可溶性淀粉，加蒸馏水约 10ml，使溶液成糊状后，加入上述沸腾之溶液中，用少量蒸馏水洗烧杯 3～4 次一并倒入，冷至室温后，加入 37% 甲醛溶液 5ml，用蒸馏水定容至 1000ml。该溶液 pH 为 7.0±0.1，置冰箱中保存。

2. 0.1mol/L 碘贮存液　在约 400ml 蒸馏水中，溶解 KIO_3 1.7835g 及 KI 22.5g，缓慢加入浓盐酸 4.5ml，边加边搅拌，用蒸馏水定容至 500ml，充分混匀，贮存于棕色瓶中，塞紧瓶塞，置冰箱保存。

3. 0.01mol/L 碘应用液　取碘贮存液 1 份，加蒸馏水 9 份，混匀，贮存于棕色瓶中，置冰箱保存可稳定 1 个月。

4. 恒温水浴箱，分光光度计。

【操作步骤】

用生理盐水先将血清做 10 倍稀释后，按表 5－1 操作。

表 5－1　淀粉酶测定操作步骤

加入物（ml）	测定管	空白管
稀释血清	0.2	—
淀粉缓冲液（37℃预温 5min）	1.0	1.0
	混匀，置 37℃水浴保温 7.5min（准确）	
碘应用液	1.0	1.0
蒸馏水	6.0	6.2

按表 5－1 操作混匀加入物，用波长 660nm，蒸馏水调零，读取各管吸光度。

单位定义：100ml 血清中的 AMS，在 37℃，15min 水解 5mg 淀粉为 1 个单位。

【数据记录】

【结果计算和分析】

$$淀粉酶(U/L)=\frac{空白管吸光度-测定管吸光度}{空白管吸光度}\times\frac{0.4}{5}\times\frac{15}{7.5}\times\frac{1000}{0.02}$$

$$=\frac{空白管吸光度-测定管吸光度}{空白管吸光度}\times 8000$$

【结果报告】

【参考范围】

血清淀粉酶：80～180U；尿液淀粉酶：100～1200U。

【临床意义】

淀粉酶主要来源于胰腺与腮腺，由肾脏排泄。血、尿淀粉酶主要用于临床诊断急性胰腺炎。急性胰腺炎发病后3～12h，血清淀粉酶开始升高（阳性率约为92%），24～48h内达高峰，2～5天内恢复正常。尿淀粉酶增高稍迟于血清淀粉酶，下降也较晚，一般可持续7天左右。

血清淀粉酶增高：主要见于急性胰腺炎、胰腺外伤。此外，某些胰腺癌、总胆管下端梗阻，胃、十二指肠穿孔及流行性腮腺炎患者淀粉酶也可增高。

血清淀粉酶减低：见于肝炎、肝癌、甲状腺功能亢进、妊娠毒血症、急性酒精中毒等。必须指出，某些重型胰腺炎患者，由于胰腺组织严重破坏，胰腺分泌功能减退，血、尿淀粉酶也可减低。

肾功能不全时，由于淀粉酶排泄障碍，血清淀粉酶可增高，但尿淀粉酶则可减低。

【注意事项】

1. 本法酶活力在400U以下时，与底物的水解量呈线性关系。因此，当测定管吸光度低于空白管吸光度一半时，应加大血清稀释倍数或减少血清加入量，测定结果乘以稀释倍数。

2. 本法也可适用于其他样品淀粉酶的测定。尿液先做20倍稀释后再测定。

3. 实验过程中须防唾液带入，以免结果偏高。

4. 淀粉缓冲液最好使用新配制的，若出现浑浊或絮状物，表示受污染或变质，不能再用。

5. 不同淀粉产品，与碘生成颜色不同。其空白吸光度有很大差异，但一般要求空白吸光度应在0.4以上。

6. 草酸盐、枸橼酸盐、EDTA－Na_2及氟化钠对AMS活性有抑制作用，肝素无抑制作用。

【方法评价】

本法线性范围<4000U/L，批内*CV* 3.1%～9.0%，批间*CV* 12.4%～15.1%。与PNP（对硝基苯麦芽庚糖苷）法比较，在酶活性低时相关性好，但酶活性较高时相关性差，因此，本法不是淀粉酶的理想测定方法，但该法简单、易行，不需特殊设备、试剂价廉，故目前临床上仍广泛应用。

实验十三　速率法测定血清乳酸脱氢酶

【实验原理】

NADH（还原型烟酰胺腺嘌呤二核苷酸）在340nm波长有最大的吸收峰，在碱性条件下，乳酸脱氢酶（LDH）催化乳酸脱氢生成丙酮酸，同时使NAD^+还原为NADH，在340nm处吸光度的增加速率与血清中LDH活性成正比。反应式如下：

$$\text{L-乳酸} + NAD^+ \xrightarrow{LDH} \text{丙酮酸} + NADH + H^+$$

【试剂与仪器】

1. 本法测定LDH多用试剂盒，各厂家试剂盒原包装含量组成有所不同，但反应体系中有效成分含量相近。多数试剂盒组成如下：

试剂1　（底物缓冲液，pH = 8.9）L-乳酸锂　50mmol/L

试剂2　NAD^+　6.0 mmol/L

2. 仪器主要为半自动生化分析仪或全自动生化分析仪。

【操作步骤】

严格地遵守商品试剂盒提供的操作规程。由于各厂家试剂盒原包装含量组成不同，加样量、试剂量和反应时间也不尽相同。现列举1例说明：

$$\text{血清} + \text{试剂1} \xrightarrow[5min]{37℃} \text{试剂2} \xrightarrow[60s]{37℃} \text{测试（340nm）……酶活性计算}$$

80μl　320ml　80μl

主要参数：计算因素：8299；延滞时间：5min；连续监测时间：60s；波长：340nm；血清/试剂：1/50；温度：37℃。

【数据记录】

【结果计算和分析】

$$\text{LDH（U/L）} = \frac{\Delta A}{\min} \times \frac{10^6}{6220} \times \frac{408}{8.0} = \Delta A/\min \times 8199$$

【结果报告】

【参考范围】

乳酸脱氢酶：成人 109 ~ 245 U/L。

【临床意义】

乳酸脱氢酶广泛存在于各种组织中，组织中酶活力约比血清高 1000 倍，所以即使少量组织坏死释放的酶，也能使血清中乳酸脱氢酶活力增高，这样特异性也较差。

增高：主要见于心肌梗死，肝炎，肝硬化，约 1/3 的肾脏疾病，1/2 的恶性肿瘤以及某些贫血患者。目前常用于诊断心肌梗死。虽然和磷酸肌酸激酶相比，活性增高出现较迟，阳性率也较低，但持续时间长，仍不失为诊断心肌梗死的一个有价值的测定。此外，也可辅助诊断肿瘤、肝癌等。

减少：无意义。

【注意事项】

1. 红细胞含 LDH 约为血清的 100 ~ 150 倍，故标本应严格避免溶血。另外，若血清中未除尽血块，无论在 4℃或是在室温存放标本，LDH 活性将明显增高。

2. 不同的 LDH 同工酶对低温的耐受力不同。在 4℃时，LDH_4 和 LDH_5 易失活，故标本如不能及时测定，应置室温（25℃）中，2 天内稳定，如置冰箱结果反可降低。

3. 由于草酸盐抑制 LDH，故测 LDH 活性，宜采用血清而不采用血浆。

4. 除二乙醇胺缓冲液外，还可用（三羟甲基氨基甲烷，氨基丁三醇）（Tris）或焦磷酸缓冲液。因甘氨酸对 LDH 有抑制作用，故不能用甘氨酸缓冲液。

5. 测定结果超过 1000U 时，应将血清稀释后重新测定，结果乘以稀释倍数。

6. 比色应在 5 ~ 15min 内完成，否则吸光度值会降低。

【方法评价】

1. L－P 反应速率法是根据正向反应而建立，其优点在于：乳酸盐和底物溶液的稳定性较好，－20℃保存可稳定 6 个月以上。且两溶液的浓度对测定方法的影响最小。

2. 线性范围较宽　本法在 LDH 活性为 726 U/L 以内时线性良好。超过此值最好将标本稀释后再测。

3. 精密度好　LDH 活性为 65 U/L 时，日间 *CV* 为 5.8%；LDH 活性为 149 U/L 时，日间 *CV* 为 3.2%。

4. 特异性高　由于血清中非 LDH 的 NAD^+ 类氧化还原酶的内源性底物很少，加上样本的高度稀释，因此，这些酶的干扰作用可忽略不计。

5. 优点是乳酸和 NAD^+ 稳定性好，且 NAD^+ 纯品易得，价格较低，过量乳酸对 LDH 活性的抑制作用较小。缺点是需要较高的底物浓度，反应速度较慢，且反应开始的转化速率不成线性。

【思考题】

1. 速率法测定乳酸脱氢酶为何选用正反应，而不选用逆反应？
2. LDH 能否单独作为临床诊断某种疾病的指标？
3. 临床酶学测定之前，标本的采集、处理与贮存有何注意点？
4. 酶活性测定的间接酶偶联法采用的指示系统为哪两类？对使用仪器有何要求？

第六章　分子生物学技术

分子生物学是医学领域发展最快的学科之一，日新月异的技术使它逐渐成为医学发展的重要支柱。随着21世纪初人类基因组计划的完成，医学发展进入了一个全新的时代。疾病基因的不断发现和克隆，使人们对疾病的认识也不断深入，而这些重大的医学进步离不开技术上的更新和发展。

本章的目的是通过分子生物学重要技术的学习，使学生掌握目前医院中常用的一些可运用于医学研究的技术和工具，如基因组DNA的提取、总RNA的提取、PCR、电泳和酶切等，了解医学发展的最新进展和前沿技术，通过理论与实践的结合将分子生物学融入医学研究的各个方面。

实验十四　人外周血白细胞中DNA的提取

【实验原理】

从全血制备白细胞DNA，可用非离子去污剂Triton X－100直接破裂血中红细胞和白细胞的细胞膜，释出血红蛋白及细胞核，在反应体系中含一定浓度蔗糖，维护核膜内外的渗透压，以防止核膜破裂，通过离心等手段即可获得白细胞的细胞核。向核悬液中加入SDS破坏核膜，并使DNA从核蛋白中解离，经蛋白酶K、酚/氯仿抽提等常规制备DNA程序，即可获得白细胞DNA。

【试剂与仪器】

1. 溶液Ⅰ　0.32mol/L蔗糖；5mmol/L $MgCl_2$；1% Triton X－100；0.01mol/L Tris－HCl（pH 7.6）。
2. 溶液Ⅱ　75mmol/L NaCl；24mmol/L EDTA－Na_2（pH 8.0）。
3. 10% SDS（十二烷基硫酸钠）。
4. 蛋白酶K　20mg/ml，－20℃贮存。
5. 1×TE　10mmol/L Tris－HCl；1mmol/L EDTA－ Na_2（pH 8.0）。
6. 0.9% NaCl。
7. TE饱和重蒸酚（pH 8.0）。
8. 氯仿/异戊醇混合液（24：1*V*/*V*）
9. 10mol/L NH_4Ac。
10. 无水乙醇（AR），－20℃贮存。

11. 70%乙醇，-20℃贮存。

以上试剂1、2、5、6、9均需高压灭菌，4℃贮存备用。

12. 高速冷冻机，恒温水浴，离心机，高压灭菌锅。

【操作步骤】

1. 基本步骤见图6-1。

裂解细胞膜 ⟶ 分离细胞核 ⟶ 裂解核膜消化蛋白释出核酸 ⟶ 分离纯化核酸 ⟶ 溶解核酸于TE或双蒸水中

图6-1　人外周血白细胞中DNA的提取基本步骤

2. 具体操作

（1）取2~5ml外周全血，加9倍体积的预冷溶液Ⅰ，振摇约5~10min至溶液均一透明，于4℃3000×g离心10min。

（2）弃上清液，沉淀加0.9% NaCl适量洗涤3000×g离心10min。

（3）弃上清，加5ml预冷溶液Ⅱ悬浮核沉淀，加SDS至终浓度0.5%和加蛋白酶K至终浓度为200μg/ml，混匀，65℃水浴保温5h。

（4）加1/2体积TE（pH 8.0）饱和，混匀，旋转室温3min，再加1/2体积的氯仿/异戊醇，颠倒塑料管，轻轻充分混匀，于600×g室温离心3min，溶液分出两相，用大口塑料吸头吸取上层液于一洁净离心管中，反复抽提至界面清洁。

（5）取上层液，再用等体积氯仿/异戊醇抽提1次，600×g室温离心3min。

（6）取上层水相，加1/3体积的10mol/L NH_4Ac 和2倍体积的预冷无水乙醇，充分混匀，纤维状DNA即从溶液中析出。

（7）600×g离心3min，弃上清。用预冷的70%乙醇洗涤1次，吹干或真空抽干，溶于适量1×TE（pH 8.0）或双蒸水中，4℃贮存备用。

【结果记录】

【注意事项】

1. 取各上清液时，不应贪多，以防非核酸类成分的降解干扰。
2. 各操作步骤要轻柔，尽量减少DNA的人为降解。
3. 用大口滴管或吸头操作，以尽量减少打断DNA的可能性。

【方法评价】

Triton X-100直接法，操作简便，经济，DNA得到率高，可用于临床。

实验十五　质粒 DNA 的提取

【实验原理】

在碱性条件下，染色体 DNA 和质粒 DNA 都发生变性，但质粒 DNA 的超螺旋共价闭合环状结构的两条互补链不会完全分离，当用酸性的高盐缓冲液将 pH 中和至中性时，变性的质粒 DNA 又恢复到原来的构型并溶解在溶液中，而染色体 DNA 不能复性而形成缠连的网状结构。通过离心，缠结的染色体 DNA 与不稳定的大分子 RNA、蛋白质 - SDS 复合物等一起沉淀下来而被除去。上清液中的质粒 DNA 因不溶于 70% 的乙醇，可在加入乙醇后通过离心得到质粒 DNA 沉淀。

【试剂与仪器】

1. LB 培养基　蛋白胨 10g，酵母提取物 5g，NaCl 10g 加双蒸水 950ml，待完全溶解后，用 1N NaOH 调 pH 至 7.0，补加双蒸水至总体积 1000ml，151bf/iN_2 高压蒸气灭菌 20min。
2. 氨苄西林　100mg/ml。
3. 溶液 Ⅰ　50mmol/L 葡萄糖；25mmol/L Tris - HCl（pH 8.0）；10mmol/L EDAT（pH 8.0）
4. 溶液 Ⅱ（临用时配）　0.2mol/L NaOH，1% SDS。
5. 溶液 Ⅲ　0.5mol/L 乙酸钾 60ml；冰乙酸 11.5ml；$H_2O_2$8.5ml。
6. 酚 - 氯仿　将酚和氯仿等体积混合后用 0.1mol/L Tris - HCl（pH 7.6）抽提几次以平衡这一混合物，置棕色玻璃瓶中，上面覆盖 0.01mol/L Tris - HCl（pH 7.6）液层，4℃保存。
7. 氯仿 - 异戊醇　将氯仿和异戊醇按 24∶1 的比例混合。
8. TE 缓冲液（pH 8.0）　10mol/L Tris - HCl（pH 8.0）；1mmol/L EDAT。
9. RNase（核糖核酸酶）1mg/ml　称 10mg RNase 于 Ep 管中，溶于 1ml 10mmol/L Tris - HCl（pH 7.5）、15mmol/L NaCl 溶液中，于 100℃ 加热 15min，缓慢冷却至室温，此液为 10mg/ml RNase 浓度，应用时稀释至 1mg/ml。
10. 70% 乙醇、无水乙醇。
11. 恒温水浴箱，离心机，恒温摇床，超净工作台，高压灭菌锅，恒温培养箱。

【操作步骤】

1. 基本步骤见图 6 - 2。

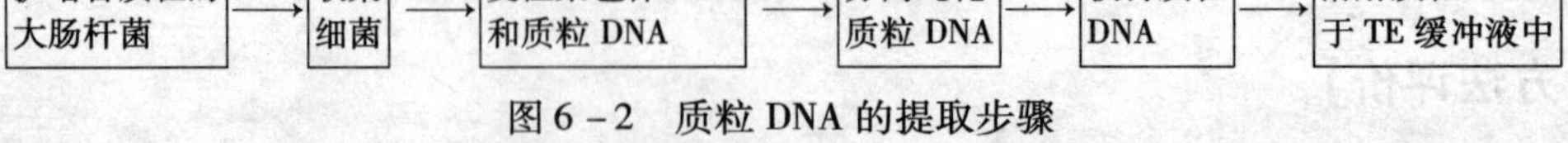

图 6 - 2　质粒 DNA 的提取步骤

2. 具体操作

（1）将含有 PBS－SK 质粒的大肠杆菌 XL_1－blue 10μl 接种到 10ml 含氨苄西林（100μg/ml）的 LB 培养液中，37℃振摇过液。

（2）取 1.5ml 菌液转入 Ep 管中，5000r/min 离心 1min，吸净上清。

（3）将细菌沉淀重悬于 100μl 用冰预冷的溶液Ⅰ中，剧烈振荡。

（4）加 200μl 新配制的溶液Ⅱ，盖紧管口，轻缓颠倒 Ep 管 5 次，以混合内容物，禁止剧烈振荡。置冰浴中放置 5min。

（5）加 150μl 用冰预冷的溶液Ⅲ，盖紧管口，反复颠倒数次，使溶液Ⅲ在黏稠的细菌裂解物中分散均匀，随后置冰浴中 5min。

（6）用微量台式高速离心机 12 000r/min 离心 5min，将上清转入另一 Ep 管中。

（7）加等体积酚－氯仿，剧烈振荡 1min 后，12 000r/min 离心 5min，将上层液转入另一 Ep 管中。

（8）加等体积氯仿－异戊醇，剧烈振荡 10s 后，短暂离心 12 000r/min 1min，将上层液转入另一 Ep 管中。

（9）室温下加 2 倍体积的无水乙醇，振荡混合，室温下静置 5min。

（10）12 000r/min 离心 5min，去上清液，加 1ml 70% 乙醇，短暂振摇，然后再离心（12 000r/min 1min）。

（11）除去所有上清液，待残余乙醇挥发干净后，加 30μl TE 缓冲液（pH 8.0）溶解沉淀，加 1μl RNase（1mg/ml），37℃保温 15min，取出后即可用于酶切分析或置－20℃保存备用。

【结果记录】

【注意事项】

1. 提取 DNA 过程中所用到的试剂和器材要通过高压烤干等办法进行无核酸酶化处理。

2. 所有试剂均用高压灭菌双蒸水配制。

3. 在抽提过程中，如果水相和有机层的界面不太清楚，说明其中蛋白质含量较高，可增加酚/氯仿抽提的次数或适当延长离心的时间。

4. 酚抽提时如果上清液太黏稠，无法进行水相转移时，可加入适量 TE 缓冲液稀释后再抽提。

【方法评价】

碱裂解法简单、重复性好而且成本低，是使用最广泛的方法，能从所有的大肠杆菌

(E. coli) 菌株中分离出质粒 DNA，制备量可大可小，其纯度可满足 DNA 测序与 PCR 等实验的要求。

实验十六　培养细胞总 RNA 的提取

【实验原理】

异硫氰酸胍可裂解细胞，促使核蛋白体的解离，使 RNA 与蛋白质分离，并将 RNA 释放到溶液中。当加入氯仿时，它可抽提酸性的苯酚，而酸性苯酚可促使 RNA 进入水相，离心后可形成水相层和有机层，这样 RNA 与仍留在有机相中的蛋白质和 DNA 分离开。水相层（无色）主要为 RNA，再经异丙醇沉淀回收总 RNA，有机层（黄色）主要为 DNA 和蛋白质。

【试剂与仪器】

1. 1×CSB 缓冲液　柠檬酸三钠　25mmol/L pH 7.0
　　十二烷基肌苷酸钠　0.5%
　　b－巯基乙醇　0.1mol/L

配制 100ml 5×CS 缓冲液：柠檬酸三钠 3.6762，十二烷基肌苷酸钠 2.5g 溶于 100ml 0.05% DEPC（二乙基焦磷酸胺）水中，过滤，高压蒸汽灭菌 20min，去 DEPC，4° C 保存。

用前 100ml 工作液加 b－巯基乙醇 700ml。

2. 4mol/L 异硫氰酸胍变性液　23.63g 异硫氰酸胍加热 65° C 溶于 20ml 无 RNase 水中，加 10ml 5×CS，加 350 mlb－巯基乙醇，用无 RNase 的水定量至 50ml。

3. 2mol 乙酸钠　16.4g 乙酸钠加至 0.05% DEPC 水 40ml，用冰乙酸调 pH 至 4.0，定容至 100ml，分装，高压 20min 去除 DEPC。

4. 异丙醇。

5. 无水乙醇、70% 乙醇。

6. 酚: 氯仿: 异戊醇为 25: 24: 1。

7. DEPC 水　100ml ddH_2O（双蒸水）中，加入 DEPC 0.1ml，弃分振荡，37℃孵育过夜。15 磅（6.804kg）高压灭菌，4℃保存备用。

8. PBS（0.01mol/L pH 7.4）缓冲液：氯化钠 8g，氯化钾 0.2g，磷酸三氢钾 0.2g，十二水磷酸氢二钠 2.83g 加蒸馏水至 1000ml。

9. 离心机，超净工作台，高压灭菌锅，恒温培养箱。

【操作步骤】

1. 基本过步骤见图 6－3。

收集细胞 → 裂解细胞 → 分离纯化 RNA → 回收总 RNA → 洗涤 RNA → 溶解 RNA 于 DEPC 水

图 6－3　培养细胞总 RNA 的提取基本步骤

2. 具体操作

（1）样品处理收集细胞（1~2）×10^7，500×g离心5min。对于贴壁培养细胞，用0.25%胰蛋白酶-EDTA消化后，PBS重悬细胞并转移至10ml离心管中；悬浮培养细胞可直接转移离心管；500×g离心5min；PBS洗涤2次。弃上清液，置冰浴。加预冷变性液2 ml，充分摇动，使细胞裂解完全。以下操作均在冰浴中进行。

（2）加2mol乙酸钠（pH 4.0）0.2ml，混合后将溶液转移至5ml离心管中。

（3）加酚:氯仿:异戊醇2.2ml，颠倒混合用力振荡10s，冰上放置10min。

（4）4℃，12000×g离心20min。

（5）小心吸取上层含有RNA的水相，并转移至一新的5ml离心管中。避免吸取两相之间的蛋白物质。

（6）加等体积的异丙醇，置-20℃至少30min，沉淀RNA。

（7）4℃，12000×g离心15min。

（8）弃上清液，再加变性液2ml重悬RNA沉淀物，振荡直至RNA完全溶解（必要时可65℃水浴促溶）。

（9）加入等体积异丙醇，置-20℃ 30min。

（10）4℃，12000×g离心15min。

（11）弃上清液，加入70%乙醇4ml洗涤RNA沉淀。4℃，8000×g离心5min。

（12）弃上清液，将沉淀晾干。

（13）加入适量DEPC水溶液解RNA（65℃促溶10~15min）。

【结果记录】

【注意事项】

1. 所有实验过程均必须避免Rnase的污染。
2. 要避免沉淀完全干燥，否则RNA难以溶解。

【方法评价】

（异）硫氰酸胍-酚氯仿法是经典的一步法，由Chomczynski和Sacchi于1987年提出。该法与以前的（异）硫氰酸胍-CsCl超速离心法相比，具有简便、经济和高效的特点，能同时迅速地处理多个标本，且RNA的完整性与纯度均很高。

实验十七 PCR 技术

【实验原理】

以拟扩增的 DNA 分子为模板，以一对分别与模板 5′末端和 3′末端相互补的寡核苷酸片断为引物，在 DNA 聚合酶的作用下，按照半保留复制机制沿着模板链延伸至完成新的 DNA 合成，重复这一过程，即可使目的 DNA 片断得到扩增。PCR（聚合酶联反应）技术实际上是在模板 DNA、引物和 4 种脱氧核苷酸存在的条件下，依赖于 DNA 聚合酶的酶促反应。

【试剂与仪器】

1. Taq DNA 聚合酶。
2. dNTP［三磷酸脱氧核（糖核）苷］。
3. 引物。
4. 模板。
5. 缓冲液（50mmol/L，10mmol/L，Tris－HCl，1.5mmol/L $MgCl_2$）。
6. PCR 仪，台式离心机，微量取液器。

【操作步骤】

1. 基本步骤见图 6－4。

配制 50μl 反应体系 → 设定循环程序 → 电泳鉴定扩增产物

图 6－4 PCR 技术基本步骤

2. 具体操作

（1）将 PCR 反应组分放在冰上解冻，并进行短时间离心，以使组分沉降管底。

（2）根据下列表 6－1 顺序在 PCR 反应管中加入各反应组分。

（3）将反应组分混匀后，加入 50μl 石蜡油，离心数秒。

表 6－1 在 PCR 反应管中加入各反应组分

名称	组分
10×RCR 反应缓冲液（$MgCl_2$ free）	5μl
$MgCl_2$（25mmol）	3μl
4×dNTP（2.5mmol）	4μl
引物 1（12.5pmol/μl）	2μl
引物 2（12.5pmol/μl）	2μl
模板 DNA（1ng/μl）	2μl
Taq DNA Polymerase（3U/μl）	2～3μl
离子水加至	50μl

（4）根据下列参数进行 PCR 扩增

预变性	94℃	3～5min	
变性	94℃	60s	25～30 次循环
退火	55～65℃	60s	
延伸	72℃	60s	
最终延伸	72℃	5min	

（5）将 10μl PCR 扩增产物（含 1×上样缓冲液）点样于 1.5%～2.0% 琼脂糖凝胶中，电泳后在紫外灯下观察 DNA 扩增产物。

【结果记录】

【注意事项】

1. 加各试剂时，要注意准确操作。

2. PCR 仪运行时勿随意改动。

3. PCR 体系的调制过程中应尽量减少污染的机会，以免出现目的条带以外的杂带。

4. 退火温度过低，也可能出现杂带；过高则导致扩增失败。

5. Mg^{2+} 离子浓度对 PCR 扩增效率影响很大，浓度过高可降低 PCR 扩增的特异性，浓度过低则影响 PCR 扩增产量，甚至使 PCR 扩增失败而不出扩增条带。

6. 引物是 PCR 特异性反应的关键，PCR 产物的特异性取决于引物与模板 DNA 互补的程度。每条引物的浓度 0.1 ～1μmol，以最低引物量产生所需要的结果为好。引物浓度偏高会引起错配和非特异性扩增，且可增加引物之间形成二聚体的机会。

7. 酶浓度过高可引起非特异性扩增，浓度过低则合成产物量减少。

8. dNTP 的质量和浓度与 PCR 扩增效率有密切关系。小量分装，-20℃冰冻保存，多次冻融会使 dNTP 降解。dNTP 浓度应为 50～200μmol/L，过高引起非特异性扩增，浓度过低则合成产物量减少。

9. 模板核酸的量与纯化程度，是 PCR 成败与否的关键环节之一。

【PCR 技术的应用】

1. 在法医学上的应用　1 根毛发、1 滴血、少量精液、牙齿、口腔上皮细胞可进行 DNA 鉴定。

2. 遗传疾病的诊断和治疗　可在怀孕早期获得少量样品（羊水、绒毛）进行扩增，发现异常的胎儿早期终止妊娠。

3. 在艾滋病（AIDS）检测中的应用　对于大多数 AIDS 患者，通过血清学方法检测其血清中 HIV-1 抗体可特异敏感地加以筛查和诊断，但对于疑似 HIV-1 感染的病例，早期机体内尚无 HIV-1 抗体产生，或携带病毒的母亲生产的婴儿是否已感染 HIV-1（垂直传播，新生儿体内尚无抗体产生），直接检测病毒则十分必要。

4. 检测癌基因　可选择性地扩增 ras 基因百万倍，灵敏度为 5%～10%，即 100 个细胞含有 5～10 个具有 ras 基因点突变的细胞则可检测出来。

5. DNA 克隆　只要知道目的基因的两侧序列，通过一对和模板 DNA 互补的引物，就可以十分有效地扩增出所需要的片段。

6. DNA 序列的测定和基因定量。

7. 考古学的应用。

实验十八　琼脂糖凝胶 DNA 电泳

【实验原理】

1. DNA 含有 PO_4^{3-} 基团，在 pH 7.5 缓冲液中带负电，在电场中向正极移动。由于不同大小的 DNA 片段的电荷密度大致相同，自由电泳时，各核酸分子的迁移率区别很小，难以分开。

2. 选用适当浓度的凝胶作为支持物，使之具备一定的孔径，即可发挥分子筛效应（凝胶孔径对大小不同的分子有不同的阻力），使大小不同的核酸片段迁移率出现较大差异，达到分离的目的，同样条件对 Maker 电泳，对比观察 DNA 酶解效果。

3. DNA 经溴乙锭（EB）染色，溴乙锭可以插入 DNA 双螺旋结构 2 个碱基之间，与核酸形成络合物，在紫外线（300nm、360nm）激发下，产生橘黄色荧光（590nm 可见光）。

【试剂与仪器】

1. 琼脂糖。

2. 50×TAE 液　称 242g Tris 碱，加 H_2O 800ml，待完全溶解后，加 57.1ml 冰乙酸，100ml 0.5mol/L EDTA（pH 8.0），用 H_2O 定容至 1000ml。临用前用 H_2O 稀释成 1×TAE 电泳缓冲液。

3. Marker。

4. 10mg/ml EB　小心称取 1g 溴化乙锭，转移到广口瓶中，加 100ml 水，用磁力搅拌器搅拌直到完全溶解。用铝箔包裹装液管，于 4℃贮存。

5. DNA 样品。

6. 6× DNA 上样缓冲液　0.15% 溴酚蓝 1.5ml，0.15% 二甲苯青 FF 1.5ml，5mmol/L EDTA100μL，50% 甘油 3 ml，加水定溶至 10 ml。4℃贮存。

7. 电泳槽，制胶槽，梳子，挡板，三角瓶，微波炉，微量取液器。

【操作步骤】

1. 基本步骤见图6－5。

灌胶 ⟶ 加样 ⟶ 电泳 ⟶ 观察

图6－5 琼脂糖凝胶 DNA 电泳基本步骤

2. 具体操作

（1）洗净电泳槽、制胶槽、梳子、挡板，晾干。

（2）插好挡板、梳子。

（3）根据实验所需称取0.4g 琼脂糖，放入制胶的容器中（一般用三角瓶），然后加入40ml 电泳缓冲液（1×TAE）。

（4）加热煮沸，使琼脂糖完全溶解。

（5）溶液冷至约60℃时，加入溴化乙锭4μl（终浓度为0.1g/l），轻轻摇匀，倒入制胶槽上，检查有无气泡。

（6）室温下约30～45min 后，琼脂糖溶液完全凝固，小心垂直拔出梳子和挡板，清除碎胶，将凝胶放入电泳槽中。

（7）加入电泳缓冲液（1×TAE）至电泳槽中，使液面高于胶面约1mm。

（8）取5μl DNA 样品，加入1μl（1/6 体积）的6× DNA 上样缓冲液（loading buffer），混匀，稍甩一下，使溶液都处于离心管底。

（9）用移液器吸起离心管中溶液，移入凝胶的梳孔中。

（10）插上导线，打开电泳仪电源，按照需要调节电压至120V，电泳开始，观察电流情况或电泳槽中负极的铂金丝是否有气泡出现。

（11）等溴酚蓝泳动至凝胶前沿后，将电压（或电流）回零，关闭电源，停止电泳。

（12）取出凝胶，在紫外观测仪上观察电泳结果。

【结果记录】

【注意事项】

1. EB 是强诱变剂，应避免与皮肤接触，需戴手套操作。并且不得污染常规实验器材和场所。

2. 紫外光对人眼有害，观察结果时应加盖玻璃罩，观察时间不宜太长。

实验十九 聚丙烯酰胺凝胶电泳

【实验原理】

聚丙稀酰胺是由丙稀酰胺（简称 Acr，acrylamide）和 N，N′-亚甲基双丙稀酰胺（简称 Bis，N，N′-methylene bis acrylamide）经共聚合而成。此聚合过程是由四甲基乙二胺（tetramethylethylenediamine，TEMED）和过硫酸胺（ammonium persulfate，AP）激发的。被激活的单体和未被激活的单体开始了多聚链的延伸，正在延伸的多聚链也可以随机地接上双丙稀酰胺，使多聚链交叉互连成为网状立体结构，最终多聚链聚合成凝胶状。

不连续系统由上层浓缩胶和下层的分离胶组成。浓缩胶（pH 6.7，孔径大）主要作用是使样品浓缩，使样品在未进入分离胶前，被浓缩成很窄的条带，从而提高分离效果。分离胶（pH 8.9，孔径小）通过分子筛效应和电荷效应，把样品中的各组份按分子量和电荷的大小而分开。

如果要利用凝胶电泳测定某一蛋白质的分子量，就必须将电荷效应去掉或减少到可以忽略不计的程度，使蛋白质泳动率的大小完全取决于分子量。SDS 是一种阴离子去污剂。在电泳体系中加入一定浓度的 SDS，SDS 以一定的比例和蛋白质分子结合成复合物，使蛋白质分子带负电荷，这种负电荷远远超过了蛋白质分子原有的电荷，从而减低或消除了各种蛋白质分子天然电荷的差异。

【试剂与仪器】

1. 30% 丙烯酰胺混合液（Acr∶Bis 为 29∶1） 称取丙烯酰胺（Acr）29g 及 N，N′-亚甲基双丙稀酰胺（Bis）1.0g，用去离子水溶解并稀释至 100ml，贮棕色瓶中于 4℃保存，可用 1 个月。

2. 1.5mol/L pH 8.8 Tris-HCl 缓冲液 取 1mol/L HCl 溶液 48ml、Tris 36.6g，加双蒸馏水至 80ml 使其溶解，调 pH 至 8.8，然后用双蒸馏水稀释至 100ml，置棕色瓶中，于 4℃贮存。

3. 1.0mol/L pH 6.8 Tris-HCl 缓冲液 取 1mol/L HCl 溶液 48ml，Tris 5.98g，加双蒸馏水至 80ml，调 pH 6.8，用双蒸馏水稀释至 100ml，置棕色瓶中，4℃贮存。

4. Tris-甘氨酸电泳缓冲液 称取 Tris 6g、甘氨酸 28.8g，加蒸馏水 850ml，调 pH 至 8.3，加蒸馏水到 1000ml，于 4℃贮存。用时可做 10 倍稀释。

5. 10% 过硫酸铵（AP）

6. 10% SDS 称取 SDS 10g，加蒸馏水 100ml 使其溶解。

7. 四甲基乙二胺（TEMED）。

8. 上样缓冲液 取 1.0mol/L pH 6.8Tris-HCl 缓冲液 6.25ml，蔗糖 10g，SDS 2.3g，1g/L 溴酚蓝 10ml，加蒸馏水溶解，混合至 100ml。

9. 考马斯亮蓝染色试剂 考马斯亮蓝 R250 染色液：浓度为 2.5g/L，用甲醇∶醋酸∶蒸馏水为 5∶1∶5 的溶液配制（*V/V*）。

10. 脱色液 取冰醋酸7.5ml、甲醇5ml，加蒸馏水至100ml。
11. 样品 人血清。
12. 蛋白质分子量标志物。
13. 圆盘电泳槽（或垂直板电泳槽），稳压稳流电泳仪，脱色摇床。

【操作步骤】

1. 基本步骤见图6-6。

配制分离胶并灌胶 → 凝固后配制浓缩胶并灌胶 → 凝固后加样 → 电泳 → 染色

图6-6 聚丙烯酰胺凝胶电泳基本步骤

2. 具体操作
（1）准备圆盘电泳槽、电泳仪。
（2）凝胶制备 按表6-2分别配制分离胶和浓缩胶（此量可供2人用）。

表6-2 配制分离胶和浓缩胶

	分离胶（12% 5ml）	浓缩胶（5% 2ml）
ddH_2O	1.6ml	1.4ml
30%混合液	2.0ml	0.33ml
1.5mol/L pH 8.8 Tris-HCl	1.3ml	—
1.0mol/L pH 6.8 Tris-HCl	—	0.25ml
10% SDS	50μl	20μl
10% AP	50μl	20μl
TEMED	4μl	2μl

注意：边配边平摇烧杯混匀，配好胶后迅速用滴管灌胶。

（3）灌胶

① 先将胶管（5mm×90mm）封好底，将配制好的分离胶液灌注入胶管内，约70mm高度（掌握分离胶的高度），在凝胶表面轻轻加一层正丁醇液（约3~4mm）。用于隔绝空气，使胶面平整。室温下静置约30~60min。观察胶和正丁醇之间的界面，判断胶是否凝固。要在确认分离胶彻底凝固后，才开始配制浓缩胶。

② 分离胶凝固好后，倒掉覆盖在分离胶表面的正丁醇，并用去离子水冲洗1次，倒置吸净残留的水。将配制好的浓缩胶液灌注入胶管内（约15mm），在凝胶表面轻轻加一层正丁醇液（约3~4mm），用于隔绝空气，使胶面平整。室温下静置约30~60min。观察胶和正丁醇之间的界面，判断胶是否凝固。胶凝固好后，倒掉覆盖在胶表面的正丁醇，并用去离子水冲洗1次，倒置吸净残留的水，准备加样。

（4）样品预处理和加样

① 取血清0.1ml、上样缓冲液0.9ml，混匀，在沸水中煮沸5min。

② 将胶管封底去掉，放入圆盘电泳槽中，套紧，不能有空的孔，将Tris-甘氨酸电泳缓冲液加入圆盘电泳上、下槽中，电泳缓冲液要盖过胶管口，然后用微量加样器（或注

射器）将样品 10μl 加到胶管胶面内。

（5）电泳　上槽接负极，下槽接正极，先调电压为 120V/浓缩胶，开始电泳，当指示染料进入分离胶后，将电压增加到 80V/分离胶，继续电泳直至染料抵达距分离胶下端约 1cm 处，停止电泳，断开电源。电泳时间约 1.0 ~ 1.5h。

（6）考马斯亮蓝染色　电泳结束后，取出电泳胶管，用长注射器针剥胶，一边注水一边推胶，直至胶出。将胶移至大培养皿中，精确量取并记录凝胶长度和指示染料的迁移距离（分离胶上缘到染料条带中心距离），然后将凝胶板浸入考马斯亮蓝染色液中 0.5 ~ 1h，再用脱色液脱色至背景无色为止。区带可作定性或定量分析。

【结果记录】

【注意事项】

1. 制胶过程中用正丁醇封住胶面，是为了阻止空气中的氧气对凝胶聚合的抑制作用。

2. 本法也适合于其他生物样品中蛋白质的分析。上样量不宜过大，否则会出现过载现象。尤其是考马斯亮蓝 R250 染色，在蛋白质浓度过高时，染料与蛋白质的氨基（ − NH）形成的静电键不稳定，其结合不符合 Beer 定律，使蛋白质量不准确。

3. Acr 和 Bis 有神经毒性，可经皮肤、呼吸道等吸收，故操作时要注意保护。

4. 过硫酸铵一定要新配制的。

【方法评价】

聚丙烯酰胺凝胶有以下优点。

（1）聚丙烯酰胺凝胶是由丙烯酰胺和 N，N′ − 亚甲基双丙烯酰胺聚合而成的大分子，故重复性良好。

（2）分离能力好。

（3）操作简便、时间短。

（4）通过增减丙烯酰胺单体和交联剂（N，N′ − 亚甲基双丙烯酰胺）的浓度，可以调节凝胶的孔径大小。一般说来，含丙烯酰胺 7% ~ 7.5% 的凝胶，机械性能适用于分离分子量范围 1 万 ~ 100 万物质，1 万以下的蛋白质则采用含丙烯酰胺 15% ~ 30% 的凝胶，而分子量特别大的可采用含丙烯酰胺 4% 的凝胶。

（5）在一定浓度范围聚丙烯酰胺对热稳定。凝胶无色透明，易观察，可用检测仪直接测定。

（6）丙烯酰胺是比较纯的化合物，可以精制，减少污染。

实验二十　限制性内切酶酶切

【实验原理】

限制性核酸内切酶：是一类能识别并水解双链 DNA 中特定碱基顺序的核酸水解酶。一般能识别 4～6 个碱基对，并在特定位点切割。

如：HindⅢ　　A↓A G C T T

EcoRⅠ　　G↓A A T T C

HpuⅡ　　C↓C G G

【试剂与仪器】

1. 限制性内切酶 HindⅢ。
2. 10×酶切缓冲液。
3. 质粒 DNA。
4. EcoRⅠ。
5. 无菌双蒸水。
6. 恒温水浴箱，台式离心机，微量取液器。

【操作步骤】

1. 基本步骤见图 6－7。

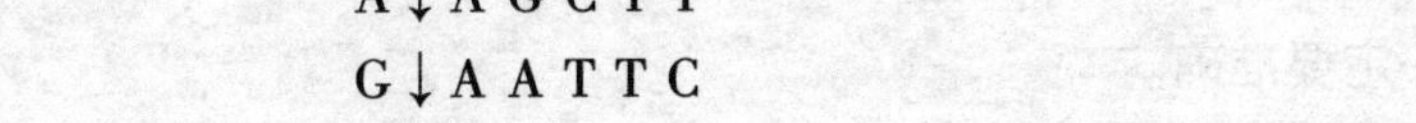

图 6－7　限制性内切酶酶切基本步骤

2. 具体操作

（1）反应体系的建立在一无菌 1.5ml Eppendorf 管中加入：

无菌双蒸水	7 μl
10×酶切缓冲液	2 μl
质粒 DNA（100 ng/μl）	10 μl
EcoRⅠ（5U/μl）	1 μl

总体积为 20μl，轻轻混匀，12 000r/min 离心 5s。

（2）37 ℃水浴 1.5 h。

（3）将 Ep 管置 65 ℃水浴中 10 min，通过加热使酶失活以终止反应。

（4）12 000r/min 离心 5s，将管盖及管壁上的水离下。

（5）取 10 μl 消化产物，与 2μl 6×上样缓冲液混匀，琼脂糖凝胶电泳检测消化效果，电泳条件：约 100V 30～60 min。

（6）结果观察。

【结果记录】

【注意事项】

1. 吸样量一定要准确。
2. 为了不使酶污染而导致浪费，最后再加酶。
3. 要求在冰上操作，并充分混匀。
4. 开启 Ep 管时，手不要接触到管盖内面，以防污染。
5. 样品在 37 ℃与 65 ℃保温时，将离心管盖严，以防水进入管内造成实验失败。

【思考题】

1. 试分析如何通过琼脂糖凝胶电泳来鉴定 DNA 的浓度、纯度和分子量？
2. 染色体 DNA 与质粒 DNA 分离的主要依据是什么？
3. EB 染料有哪些特点？在使用时应注意些什么？
4. 琼脂糖凝胶电泳中 DNA 分子迁移率受哪些因素的影响？

第七章　血浆蛋白质检验

目前用于测定血浆蛋白质的方法很多，这里我们着重介绍双缩脲法、溴甲酚绿法、溴甲酚紫法、酚试剂法、胶乳凝集法。通过学习和实验，应掌握这些方法的实验原理、注意事项和主要临床意义；熟悉各种试剂组成及作用和方法学评价；了解其操作的基本步骤。

实验二十一　双缩脲法测定血清（浆）总蛋白

【实验原理】

在碱性条件下，血清（浆）蛋白质的肽键（-CO-NH-）与二价铜离子结合，生成紫红色络合物。紫红色络合物在540nm处的吸光度在一定范围内与血清（浆）蛋白质含量呈正比关系，与同样处理的蛋白质校准液比较，即可求得血清（浆）总蛋白含量。

【试剂与仪器】

1. 6mol/L NaOH溶液　称取NaOH 240g溶于约800ml新鲜蒸馏水或刚煮沸冷却的去离子水中，待冷却后定容至1L。置有盖塑料瓶中，室温保存。

2. 双缩脲试剂　称取硫酸铜结晶（$CuSO_4 \cdot 5H_2O$）3g溶于约500ml新鲜蒸馏水或刚煮沸冷却的去离子水中，加入酒石酸钾钠（$NaKC_4H_4O_6 \cdot 4H_2O$）9g和KI 5g。待完全溶解后，边搅拌边加入6 mol/L NaOH溶液100ml，然后用蒸馏水定容至1 L。置有盖塑料瓶中，室温下保存可稳定半年以上。

3. 双缩脲空白试剂　称取酒石酸钾钠（$NaKC_4H_4O_6 \cdot 4H_2O$）9g和KI 5g溶于500ml新鲜蒸馏水或刚煮沸冷却的去离子水中，待完全溶解后，边搅拌边加入6mol/L NaOH溶液100ml，然后用蒸馏水定容至1L。

4. 60~70g/L蛋白质校准液　用牛血清清蛋白或正常人混合血清，经凯氏定氮法定值后，配制成60~70g/L蛋白质校准液。定值质控血清不能用作血清总蛋白测定的校准物。

5. 仪器　分光光度计、恒温水浴箱。

【操作步骤】

取试管3支，按表7-1进行操作。

表 7－1　双缩脲法测定血清总蛋白操作步骤

加入物（ml）	空白管（U）	校准管（C）	测定管（U）
血清	—	—	0.1
蛋白校准液	—	0.1	—
蒸馏水	0.1	—	—
双缩脲试剂	5.0	5.0	5.0

按表 7－1 步骤混匀加入物、37℃水浴 10min，在 540mn 波长处比色，用空白管调零，分别测定各管吸光度。

【数据记录】

【结果计算和分析】

$$血清总蛋白（g/L）=\frac{测定管吸光度}{校准管吸光度}\times 蛋白校准液浓度$$

【结果报告】

【参考范围】

血清总蛋白正常成人 60～80g/L。

【临床意义】

1. 增高

（1）血清中水分减少，使血清总蛋白浓度相对增高。如急性脱水、休克、慢性肾上腺皮质功能减退等。

（2）血清蛋白质合成增加。如多发性骨髓瘤患者异常球蛋白合成增多，导致血清总蛋白增加。

2. 降低

（1）血清水分增加，使血清总蛋白浓度相对增高。如水钠潴留等。

（2）营养不良。如长期食物中蛋白含量不足；慢性肠道疾病引起的吸收不良等。

（3）消耗增加。如严重结核病、甲状腺功能亢进、恶性肿瘤等。

（4）合成障碍。如肝功能严重损害。

（5）蛋白质丢失。如严重烫伤、大出血、肾病综合征、溃疡性结肠炎等。

【注意事项】

1. 为减少碳酸盐的污染，用新开瓶的 NaOH 配制 6mol/L NaOH 溶液，若用非新开瓶的 NaOH，需先配成饱和溶液，静置 2 周左右，使碳酸盐沉淀，取上清饱和 NaOH 溶液标定和稀释至 6mol/L。

2. 配制好的双缩脲试剂为均一蓝色溶液，若出现黑色沉淀或在波长 540nm 处的吸光度不在 0.095 ~ 0.105 范围，需要重新配制。

3. 双缩脲试剂中各成分的作用　酒石酸钾钠与 $Cu(OH)_2$ 反应生成可溶性酒石酸钾钠铜，防止 $Cu(OH)_2$ 沉淀，以维持 Cu^{2+} 的稳定性；KI 是抗氧化剂，防止酒石酸钾钠铜被还原和产生 Cu_2O 沉淀。

4. 因高脂血症而混浊的样本、黄疸和溶血标本对比色有干扰，需要做标本空白管。即 0.1ml 血清加 5.0ml 双缩脲空白试剂，其余按测定管操作，测定管吸光度减去标本空白管吸光度以消除。

【方法评价】

1. 线性范围较宽，最大可达 140g/L。

2. 重复性较好，RCV（常规条件下的变异）为 4%。

3. 灵敏度较低，检出限为 0.2 ~ 1.7g/L，但已满足参考范围为 60 ~ 80g/L 的临床需要。

4. 干扰因素少，不受温度的影响。

实验二十二　溴甲酚绿法测定血清清蛋白

【实验原理】

在 pH 4.2 缓冲液中，血清清蛋白（pI 4.7）带正电荷，在有非离子型表面活性剂存在时，可与带负电荷的黄色溴甲酚绿染料结合生成蓝绿色复合物，其颜色的深浅与清蛋白浓度成正比，与同样处理的清蛋白校准液比较，能求得血清清蛋白含量。

【试剂与仪器】

1. 0.5 mol/L 琥珀酸缓冲贮存液（pH 4.1） 称取 NaOH 10g 和琥珀酸 56g，溶于蒸馏水 800ml 中，用 1mol/L NaOH 溶液调至 pH 4.1 ±0.05 后，加蒸馏水定容至 1L。置 4℃ 冰箱保存。

2. 10 mmol/L 溴甲酚绿（BCG）贮存液 称取 BCG（分子量 = 720.02）1.80g 溶于 1mol/L 的 NaOH 溶液 5ml 中，加蒸馏水至 250ml。

3. 叠氮钠贮存液 称取叠氮钠 4.0g 溶于少量蒸馏水中，用蒸馏水定容至 100ml。

4. 聚氧化乙烯月桂醚（Brij-35）贮存液 称取 Brij-35 25g 溶于蒸馏水约 80ml 中，加温助溶，冷却后定容至 100ml。室温下可稳定 1 年。

5. BCG 试剂 在 1L 容量瓶中加蒸馏水约 400ml，琥珀酸缓冲贮存液 100ml 准确加入 BCG 贮存液 8.0ml，加叠氮钠贮存液 2.5ml、Brij-35 贮存液 2.5ml，最后加蒸馏水至刻度，混匀。此溶液 pH 为 4.15 ±0.05，贮存于加塞塑料瓶内。室温下可稳定半年。

6. 60g/L 清蛋白校准液 称取人血清清蛋白 6g，叠氮钠 50mg，溶于少量蒸馏水中，缓慢搅拌助溶，配制成 100ml。密封贮存于 4℃ 冰箱，可稳定半年。也可用定值参考血清清蛋白校准物。

7. 仪器 分光光度计。

【操作步骤】

取试管 3 支，按表 7-2 进行操作。

表 7-2 溴甲酚绿法测定血清清蛋白操作步骤

加入物（ml）	空白管（U）	校准管（C）	测定管（U）
血清	—	—	0.02
清蛋白校准液	—	0.02	—
蒸馏水	0.02	—	—
BCG 试剂	4.0	4.0	4.0

按表 7-2 步骤混匀加入物后，立即在 630nm 波长处，用空白管调零，准确控制时间在 30s ±3s 内分别测定各管的吸光度。

【数据记录】

【结果计算和分析】

$$血清清蛋白（g/L）=\frac{测定管吸光度}{校准管吸光度}\times 清蛋白校准液浓度$$

【结果报告】

【参考范围】

血清清蛋白：正常成人 35～55g / L。

【临床意义】

1. 增高　常见于严重脱水所致的血浆浓缩。如呕吐、腹泻、高热、休克、慢性肾上腺皮质功能减退等。

2. 降低　清蛋白降低与总蛋白降低的原因大致相同。如肝病、肾病、肠道炎症、大出血、烧伤、恶性肿瘤、营养不良等。

【注意事项】

1. BCG 不但与清蛋白呈色，而且与血清中多种蛋白质呈色，其中以 α_1－球蛋白、运铁蛋白、触珠蛋白较为明显，但其他蛋白质反应速度较清蛋白稍慢，在 30s 内 BCG 对清蛋白呈色特异，故 BCG 与血清混合后，在 30s 内读取吸光度，可明显减少其他蛋白质的干扰。

2. BCG 是一种 pH 指示剂，变色域为 pH 3.8（黄色）～5.4（蓝绿色），受酸、碱影响较大，故必须控制 BCG 工作液的 pH 在 4.15 ±0.05 内。

3. 配制 BCG 试剂也可用枸橼酸盐、乳酸盐等其他缓冲液，但以琥珀酸盐缓冲液为首选，因其线性好、灵敏度高。

4. Brij－35 是非离子型表面活性剂，其浓度大小对测定结果有影响，浓度越大，吸光度越低，但显色越稳定。Brij－35 也可用吐温－20 或吐温－80 代替，用量为 2ml/L，灵敏度和线性范围不变。

5. 因高脂血症而混浊的样本，需要做样本空白管（血清 0.02ml，加入琥珀酸盐缓冲贮存液 4.0ml），用琥珀酸盐缓冲贮存液调零，测定样本空白样管吸光度，用测定管吸光度减去样本空白管吸光度后再计算结果。

【方法评价】

1. 线性范围　10～60g/L。

2. 重复性 *RCV*≤4%。

3. 特异性 与溴甲酚紫法比较，对血清清蛋白的特异性稍差。

4. 干扰性 胆红素＜256.5μmol/L、Hb＜1000mg/L、中度脂血无明显干扰。

实验二十三 溴甲酚紫法测定血清清蛋白

【实验原理】

在pH 5.2的缓冲液中，有Brij－35存在时，黄色的溴甲酚紫（BCP）与清蛋白结合形成绿色复合物，在630nm波长处的吸光度与清蛋白浓度成正比，与同样处理的清蛋白质校准液比较，即可计算血清的清蛋白浓度。

【试剂与仪器】

1. 250g/L Brij－35溶液 见BCG法。

2. 50mmol/L BCP贮存液 称取溴甲酚紫675mg溶于无水乙醇15ml中，当溶液变为橙色透明时，用无水乙醇稀释至25ml。置4℃冰箱保存至少可稳定3个月。

3. BCP试剂 称取无水乙酸钠6.03g（或三结晶水的乙酸钠10g）溶于蒸馏水950ml中，加Brij－35液1ml、BCP贮存液1ml，用2.5mol/L乙酸溶液（AR级的乙酸150ml用蒸馏水稀释到1L）调至pH 5.20±0.03（约需10ml），加蒸馏水至1L。室温下可稳定1周。

4. 0.154mol/L NaCl溶液 称取NaCl 9g用蒸馏水稀释到1L。

5. 清蛋白校准液 采用人清蛋白或定值人血清，不能用动物血清清蛋白。

【操作步骤】

取试管3支，按表7－3进行操作。

表7－3 溴甲酚紫法测定血清清蛋白操作步骤

加入物（ml）	空白管（U）	校准管（C）	测定管（U）
血清	—	—	0.02
清蛋白校准液	—	0.02	—
蒸馏水	0.02	—	—
BCG试剂	4.0	4.0	4.0

按表7－3步骤混匀加入物，1min后在603nm波长处比色，用空白管调零，分别测定各管的吸光度。

【数据记录】

【结果计算和分析】

$$\text{血清清蛋白（g/L）}=\frac{\text{测定管吸光度}}{\text{校准管吸光度}}\times\text{清蛋白校准液浓度}$$

【结果报告】

【参考范围】

血清清蛋白：正常成人 36 ~46g/L。

【临床意义】

同 BCG 法。

【注意事项】

1. BCP 是一种 pH 指示剂，变色域为 pH 5.2（黄色）~6.8（紫色），受酸、碱影响较大。BCP 溶液的 pH 需严格控制在 5.20 ±0.03 范围内。

2. 严重脂血对测定有干扰，需做样本空白管（即血清 0.02ml 加 0.154mol/L NaCl 溶液 4.0ml）进行校正。

3. BCP 与牛、猪血清清蛋白的反应比与人血清清蛋白反应低，故不宜用动物血清清蛋白作校准物和质控物。

【方法评价】

1. 线性范围　5 ~50g/L。在 10 ~40g/L 时呈良好线性，50g/L 时稍偏低。

2. 重复性　*RCV*≤0.45%。

3. 特异性 本法最适 pH 为 5.20，接近 α－球蛋白和 β－球蛋白的等电点，可抑制这两种球蛋白与 BCP 反应，故对人血清清蛋白的特异性较好。

4. 回收率 99.3%～102%，平均回收率为 100.5%。

5. 稳定性 因 BCP 与人血清清蛋白的反应为即时完全反应，不受时间和温度变化的影响，显色后可稳定 1h 以上。

实验二十四 酚试剂法测定血清黏蛋白

【实验原理】

用过氯酸沉淀血清中其他蛋白质，黏蛋白不被沉淀而溶解在溶液中，再用磷钨酸将滤液或离心上清液的黏蛋白沉淀，加酚试剂与黏蛋白的酪氨酸残基作用，生成蓝色化合物，其蓝色深浅与黏蛋白含量在一定范围内成正比。

【试剂与仪器】

1. 154mmol/L NaCl 溶液。

2. 1.8mol/L 过氯酸溶液 取含量为 70%～72% 的过氯酸 28ml，加蒸馏水稀释至 200ml，用 NaOH 校准液标定。

3. 17.74mmol/L 磷钨酸溶液 称取磷钨酸 $\{H_7[P(W_2O_7)_6]\}$ 5.0g，溶于 2mol/L 盐酸中，并加至 100ml。

4. 酚试剂 称取钨酸钠（$Na_2WO_4 \cdot 2H_2O$）100g，钼酸钠（$Na_2MoO_4 \cdot 2H_2O$）25g 置于 1500ml 球形烧瓶中，加蒸馏水 700ml，浓磷酸 50ml，浓盐酸 100ml，加入十几粒小玻璃珠以防爆沸，缓缓回流蒸馏 10h。冷却后，取下冷凝管，加硫酸锂 75g，蒸馏水 50ml，溴水 2～3 滴，再煮沸 15min 以除去多余的溴，冷却后稀释至 1000ml。试剂应为金黄色而不带绿色，置棕色瓶保存。使用时按需要量以等量蒸馏水稀释后使用。

5. 1.88mol/L 碳酸钠溶液 称取 Na_2CO_3 20g，用蒸馏水溶解并加至 100ml。

6. 酪氨酸校准贮存液（0.05mg/ml） 称取酪氨酸 5.0mg，以 0.1mol/L 盐酸溶解并定容至 100ml。

【操作步骤】

1. 血清 0.5ml，加 154mmol/L 氯化钠 4.5ml，混匀，滴加 1.8mol/L 过氯酸溶液 2.5ml，混匀，使血清其他蛋白质沉淀。静置 10min，用定量滤纸过滤或离心。取滤液或上清液 2.5ml 置于另一试管中，加 17.74mmol/L 磷钨酸 0.5ml，混匀，使黏蛋白沉淀。静置 10min 后，以 3000r/min 离心 10min，倾去上清液并沥干，再加磷钨酸溶液 2ml，悬浮沉淀物，静置 10min，以 3000r/min 离心 10min，倾去上清液并沥干（不可使沉淀损失！），管内沉淀即为血清黏蛋白，此管为测定管。

2. 按表 7－4 进行操作。

表7-4 酚试剂法测定血清黏蛋白操作步骤

加入物（ml）	空白管（U）	校准管（C）	测定管（U）
蒸馏水	1.75	1.5	1.75
酪氨酸校准液	—	0.25	—
碳酸钠溶液	0.5	0.5	0.5
酚试试剂	0.25	0.25	0.25

按表7-4步骤混匀加入物，37℃水浴15min，在650nm波长处比色，用空白管调零，分别测定各管的吸光度。

【数据记录】

【结果计算和分析】

$$\text{血清黏蛋白（mg/L）（以酪氨酸计）}=\frac{\text{测定管吸光度}}{\text{校准管吸光度}}\times 75$$

黏蛋白中的酪氨酸含量为4.2%，若以黏蛋白计，将上述结果乘以23.8。

【结果报告】

【参考范围】

以酪氨酸计：31.5～56.7mg/L。
以黏蛋白计：0.7～1.35g/L。

【临床意义】

1. 升高　常见于肿瘤（尤其是女性生殖器肿瘤）、结核、肺炎、风湿热、风湿性关节炎、系统性红斑狼疮、阻塞性黄疸等。

2. 降低　常见于急性肝炎、门脉性肝硬化、雌激素分泌过多、甲状腺功能亢进症、肾病综合征等。

【注意事项】

1. 血清与154mmol/L NaCl溶液的稀释比例必须准确，不可随便更改，否则将影响结果。

2. 过氯酸沉淀蛋白在30℃以下进行较好，否则结果偏低。滴加过氯酸溶液时速度宜慢，以30～40s时间滴完2.5ml为度。速度过快易发生混浊，离心后不易得到清晰的上清液。

3. 加过氯酸和磷钨酸后，需要静置10min再进行过滤或离心。倾去上清液时需细心操作，切勿丢失沉淀，否则结果偏低。

4. 过氯酸为强氧化剂，需要按危险品妥善保管，小心进行实验操作。

5. 酚试剂产生绿色时，可加溴水数滴，煮沸15min，若能恢复原金黄色而不带绿色即可继续使用。

6. 溴有毒，开启瓶塞或加溴煮沸时需要在通风柜内进行。

【方法评价】

1. 灵敏度　为10～60mg/L蛋白质。

2. 干扰性　易受还原性物质干扰。

实验二十五　胶乳凝集法测定C－反应蛋白

【实验原理】

用纯化的抗人C－反应蛋白（CRP）抗体致敏的胶乳试剂，能与血清中的CRP起特异性反应，数分钟内出现清晰的凝集颗粒，测定其凝集程度来检测血清中CRP的含量。

【试剂与仪器】

1. CRP胶乳试剂（含0.1% NaN_3）。

2. 阳性对照　CRP >6mg/L。

3. 阴性对照　CRP <6mg/L。

4. 反应板。

【操作步骤】

1. 使试剂达室温后，轻轻混匀CRP胶乳试剂。

2. 在反应板上标明测定孔、阳性对照孔、阴性对照孔，分别加入1滴（约50μl）测定血清、阳性对照血清、阴性对照血清。

3. 分别加入 CRP 胶乳试剂 1 滴，轻轻摇动使其充分混匀，置室温 2min 后，参照阳性对照和阴性对照观察测定血清结果。出现凝集者为阳性，CRP >6mg/L；不出现凝集者为阴性，CRP <6mg/L。

【数据记录】

【结果报告】

【参考范围】

血清 CRP：成人 <6mg/L。

【临床意义】

CRP 为急性时相反应的一个敏感指标，在心肌梗死、严重创伤、感染、外科手术、肿瘤浸润时血清 CRP 含量在 24 ~48h 内迅速升高，可达正常水平的 2000 倍。

CRP 可用于细菌性炎症与病毒性炎症的鉴别诊断，细菌性炎症时 CRP 明显升高，而病毒性炎症时 CRP 一般在参考范围内。

【注意事项】

1. 本法 CRP 抗体包被胶乳试剂的 CRP 含量检测限 <6mg/L，超过检测限即可出现凝集颗粒，此时血清不需稀释即可直接测定。

2. 血清样品用蒸馏水稀释，不宜用生理盐水稀释。

3. 试剂盒贮存于 2 ~6℃，使用前试剂需摇匀，无肉眼可见的絮状出现方可使用。

4. 溶血、脂血样本不可使用。

【方法评价】

1. 该方法为定性实验。

2. 灵敏度　1.0 ~1.5mg/L。

3. 干扰性　受类风湿因子干扰试验产生假阳性。

【思考题】

1. 双缩脲试剂中酒石酸钾钠和 KI 各有何作用？
2. 胆红素、血红蛋白如何干扰双缩脲法，怎样处理黄疸和溶血标本？
3. 溴甲酚绿法测定血清清蛋白过程中，如何避免其他蛋白质的干扰？
4. 染料结合法测定血清白蛋白的原理是什么？

第八章 血糖及糖复合物检验

血糖测定是临床生化检验日常工作中十分重要的项目，目前标本多采用血清或血浆，测定方法多用酶法，国际上推荐的参考方法是已糖激酶法，但试剂比较昂贵，不适用于常规分析，推荐的方法是葡萄糖氧化酶法。

葡萄糖可以和体内多种蛋白质中的氨基不可逆的以共价键结合，这个过程不需要酶的参与，反应速度主要取决于葡萄糖的浓度。这种葡萄糖糖化过程是缓慢进行的，一旦形成，不再解离，因此，能反映一定时限内血糖水平。对血糖或尿糖波动较大的患者来说，采用糖化蛋白来诊断或追踪病情的发展有其独特的临床意义，可以反映较长时期以来的平均血糖浓度。临床常测定的主要有糖化血红蛋白（glycohemoglubin，GHb）和糖化血清蛋白（glycated serum protein，GSP）。国内测定糖化蛋白的方法以离子交换层析法及比色法较常用。

实验二十六 葡萄糖氧化酶法测定血糖

【实验原理】

葡萄糖氧化酶（GOD）催化葡萄糖氧化成葡萄糖酸（D－葡萄糖酸δ内酯），并产生过氧化氢，在色原性氧受体（如4－氨基安替比林偶氮酚）的存在下，过氧化物酶（POD）催化过氧化氢，氧化色原物质，生成红色醌类化合物，颜色的深浅与葡萄糖含量成正比。反应式如下：

$$\text{葡萄糖} + 2H_2O + O_2 \xrightarrow{GOD} \text{葡萄糖酸} + 2H_2O_2$$

$$H_2O_2 + 4-\text{氨基安替比林} + \text{酚} \xrightarrow{POD} \text{醌亚胺} + H_2O$$

【试剂与仪器】

1. 0.1mol/L 磷酸盐缓冲液（pH 7.0） 称取无水磷酸氢二钠 8.67g 及无水磷酸二氢钾 5.3g 于 700ml 蒸馏水中溶解，以 1mol/L 氢氧化钠或盐酸调节至 pH 7.0，用蒸馏水稀释至 1L。

2. 酶试剂 取葡萄糖氧化酶 1200U，过氧化物酶 1200U，4－氨基安替比林 10mg，叠氮钠 100mg，加上述磷酸盐缓冲液 80ml 左右溶解，调节至 pH 7.0，再加磷酸盐缓冲液至 100ml，置 4℃保存，可稳定 3 个月。

3. 酚溶液 称取双蒸馏酚 100mg 于 100ml 蒸馏水中溶解，贮存于棕色瓶中。

4. 酶酚混合试剂 酶试剂及酚溶液等量混合，4℃可保存1个月。

5. 12mmol/L苯甲酸溶液 于900ml蒸馏水中加入苯甲酸1.4g，加热助溶，冷却后置于1L容量瓶中，加蒸馏水至刻度。

6. 葡萄糖标准贮存液（100mmol/L） 称取无水葡萄糖1.802g，以少量12mmol/L苯甲酸溶液溶解并转移至100ml容量瓶内，用12mmol/L苯甲酸溶液定容。需放置2h后应用。

7. 葡萄糖标准应用液（5mmol/L） 吸取葡萄糖标准贮存液5ml，置于100ml容量瓶中，用12mmol/L苯甲酸溶液定容至刻度。

8. 试管及试管架，微量加液器，恒温水浴，半自动生化分析仪或722型分光光度计。

【操作步骤】

1. 自动分析法 按仪器说明书的要求测定。

2. 手工操作法 取试管3支，按表8-1操作。

表8-1 葡萄糖氧化酶法测血糖操作步骤

加入物（ml）	测定管	标准管	空白管
血清	0.02		
葡萄糖标准应用液		0.02	
蒸馏水			
酶酚混合试剂	3.0	3.0	3.0

按表8-1步骤混匀加入物，置37℃水浴中，保温15min，分光光度计波长505nm，比色杯光径1.0cm，以空白管调零，分别读取标准管和测定管的吸光度。

【数据记录】

测定管吸光度：

标准管吸光度：

【结果计算和分析】

$$\text{血清葡萄糖（mmol/L）}=\frac{\text{测定管吸光度}}{\text{标准管吸光度}}\times 5$$

【结果报告】

血清葡萄糖= mmol/L

【参考范围】

空腹血清葡萄糖为3.9～6.1mmol/L。

【临床意义】

1. 增高 生理性高血糖可见于摄入高糖食物后，或情绪紧张肾上腺分泌增加时。病理性高血糖见于糖尿病、甲状腺功能亢进、肾上腺皮质功能及髓质功能亢进、颅内压增高、脱水等。

2. 降低 生理性低血糖见于饥饿和剧烈运动。病理性低血糖见于胰岛B细胞瘤或增生、严重肝病、垂体前叶功能减退、甲状腺功能减退和肾上腺皮质功能减退等。

【注意事项】

1. 葡萄糖氧化酶仅对β－D－葡萄糖高度特异，溶液中的葡萄糖约36%为α型，64%为β型。葡萄糖的完全氧化需要α型到β型的变旋过程。国外有些商品葡萄糖氧化酶试剂盒中含有葡萄糖变旋酶，促进α－D－葡萄糖转变为β－D－葡萄糖。这一过程在速率法测定葡萄糖时尤为重要。在终点法中延长孵育时间可达到自发变旋过程。新配制的葡萄糖标准液主要是α型，因此必须放置2h以上（最好过夜），待变旋平衡后应用。

2. 过氧化物酶的特异性较低，一些还原性物质如尿酸、抗坏血酸、胆红素和谷胱甘肽等可与色原性物质竞争过氧化氢，从而消耗反应过程中所产生的过氧化氢，产生竞争性抑制，使GOD－POD偶联法的测定结果偏低。现在的商品试剂盒中都含有抗干扰的成分，能有效地排除上述物质的干扰。本法可直接测脑脊液葡萄糖含量，但因尿酸干扰过多，不能直接测尿液葡萄糖含量，会使结果假性偏低。在本法的测定条件下，溶血（血红蛋白浓度达10g/L）和黄疸（342μmol/L）标本均不影响测定结果。严重的溶血、黄疸及乳糜样血清应先制备无蛋白血滤液，然后再进行测定。

3. 测定标本用血清或以草酸钾－氟化钠为抗凝剂的血浆。取草酸钾6g、氟化钠4g、加水溶解至100ml，于试管中注入0.1ml，置80℃烤箱中烤干。可使2～3ml血液在3天内不凝固并抑制糖分解。

4. 样品中的葡萄糖浓度超过19mmol/L，可将样品量减半，标准量不变，重测，结果乘以2。

5. 本法用量甚微，操作中吸取标本需准确，直接加标本至试剂中，以保证结果可靠。

【方法评价】

说明：评价本实验的优缺点，对临床诊断及治疗的作用，或提出利于明确诊断的建议。

GOD法线性范围至少可达19mmol/L，回收率94%～105%，变异系数批内0.7%～2.0%，批间为2%左右，日间为2%～3%。准确度与精密度都能达到临床要求，操作简便，适用于常规检验。

实验二十七 己糖激酶法测定血糖

【实验原理】

在己糖激酶（HK）催化下，葡萄糖与 ATP 发生磷酸化反应，生成葡萄糖－6－磷酸（G－6－P）与 ADP。前者在葡萄糖－6－磷酸脱氢酶（G－6－PD）催化下，脱氢生成 6－磷酸葡萄糖酸（6－PGA），并使 $NADP^+$ 还原成 NADPH＋H^+。利用 NADPH 在 340nm 波长处吸光度的升高，可计算样本中葡萄糖浓度。

$$\text{葡萄糖} + ATP \xrightarrow{HK} G-6-P + ADP$$

$$G-6-P + NADP^+ \xrightarrow{G-6-PD} 6-PGA + NADPH + H^+$$

【试剂与仪器】

1. 酶混合试剂的成分和在反应液中的参考浓度

反应混合液	pH 7.5
三乙醇胺盐酸缓冲液（pH 7.5）	50mmol/L
$MgSO_4$	2mmol/L
ATP	2mmol/L
NADP	2mmol/L
HK	≥1500U/L
G－6－PD	2500U/L

根据试剂盒说明书复溶，混合配成酶试剂，置棕色瓶中，放冰箱保存，约可稳定 7 天。

2. 5mmol/L 葡萄糖标注应用液 同 GOD 法。

3. 试管及试管架，微量加液器，恒温水浴，半自动生化分析仪或 722 型分光光度计。

【操作步骤】

1. 速率法测定（以半自动分析仪为例）

（1）主要参数 系数：8.2，孵育时间：30s，检测时间：60s，波长：340nm，比色杯光径：1cm，吸样量：0.5ml，温度：37℃。

（2）加样 37℃预温酶混合试剂 1000μl，加血清 20μl，立即吸入半自动分析仪，监测吸光度升高速率（ΔA/min）。

2. 终点法测定 取 4 支试管，按表 8－2 编号与操作。

表 8-2　己糖激酶法操作步骤

加入物（ml）	测定管（U）	对照管（C）	标准管（S）	空白管（B）
血清	0.02	0.02		
葡萄糖标准应用液		0.02		
生理盐水	2.0		0.02	
酶混合试剂	2.0		2.0	2.0

表 8-2 中各管充分混匀，在 37℃水浴准确放置 10min，分光光度计波长 340nm，比色杯光径 1.0cm，用蒸馏水调零，分别读取各管吸光度（A_U、A_C、A_S 和 A_B）。

【数据记录】

1. $\Delta A/\min$
2. A_U =
   A_C =
   A_S =
   A_B =

【结果计算和分析】

1. 速率法测定计算

$$\text{血清葡萄糖(mmol/L)} = \Delta A/\min \times \frac{1}{6.22} \times \frac{1.02}{0.02} = \Delta A/\min \times 8.2$$

2. 终点法测定计算

$$\text{血清葡萄糖(mmol/L)} = \frac{A_U - A_C - A_B}{A_S - A_B}$$

【结果报告】

血清葡萄糖 =　　　　mmol/L

【参考范围】

同 GOD 法。

【临床意义】

同 GOD 法。

【注意事项】

1. 轻度溶血、脂血、黄疸、维生素 C、氟化钠、肝素、EDTA（乙二胺四乙酸）和草酸盐等不干扰本法测定。当溶血标本血红蛋白超过 5g/L 时，因从红细胞释放出较多的有机磷酸酯和一些酶，干扰本法测定。

2. 本法用量甚微，操作中吸取标本需准确，直接加标本至试剂中，以保证结果可靠。

【方法评价】

已糖激酶方法的特异性比葡萄糖氧化酶法高，被认为是测定血清葡萄糖的参考方法，适用与自动分析仪。但试剂昂贵，不适用临床常规测定。

实验二十八　微柱法分离与比色法测定糖化血红蛋白

【实验原理】

用偏酸缓冲液处理后，带负电荷的 Bio－Rex70 阳离子交换树脂与带正电荷的 HbA 及 HbA_1 有亲和力。由于 HbA_1 的 2 个 β 链 N－末端正电荷被糖基清除，正电荷较 HbA 少，二者对树脂的亲和力不同。用 pH 6.7 磷酸缓冲液可首先将带正电荷较少、吸附力较弱的 HbA_1 洗脱下来，用分光光度计测定洗脱液中的 HbA_1 占总 Hb 的百分数。

【试剂与仪器】

1. 0.2 mol/L 磷酸氢二钠溶液　称取无水 Na_2HPO_4 28.369g 溶于蒸馏水中，并加蒸馏水至 1L（即试剂 1）。

2. 0.2mol/L 磷酸二氢钠溶液　称取 Na_2HPO_4 $2H_2O$ 31.206g 溶于蒸馏水并加至 1L（即试剂 2）。

3. 溶血剂（pH 4.62）　取 25ml 试剂 2，加 0.2ml Triton X－100，加蒸馏水至 100ml。

4. 洗脱剂Ⅰ（磷酸盐缓冲液，pH 6.7）取 300ml 试剂 1 和 150ml 试剂 2 于 1000ml 容量瓶内，加蒸馏水至 1L。

5. 洗脱剂Ⅱ（磷酸盐缓冲液，pH 6.4）取 300ml 试剂 1 和 700ml 试剂 2，加蒸馏水 300ml，混匀即成。

6. Bio－Rex70　阳离子交换树脂，200～400 目，钠型，分析纯级。

7. 试管及试管架，微量加液器，塑料微柱，722 型分光光度计。

【操作步骤】

1. 树脂处理　称取 Bio－Rex 70 阳离子交换树脂 10g，加入 0.1mol/L NaOH 溶液 30ml，搅匀，置室温 30min，期间搅拌 2～3 次。再加浓盐酸数滴，调至 pH 6.7，弃去上清液，用约 50ml 蒸馏水洗 1 次，用洗脱剂Ⅱ洗 2 次，再用洗脱剂Ⅰ洗 4 次即可。

2. 装柱　上述树脂加洗脱剂Ⅰ，搅匀，用毛细滴管吸取树脂，加入塑料微柱内，使树脂床高度达 30～40mm 即可，树脂床填充应均匀，无气泡无断层即可。

3. 溶血液的制备　将 EDTA 抗凝血或毛细管血 20μl，加于 2.0ml 生理盐水中摇匀，离心，吸弃上清液，仅留下红细胞，加溶血剂 0.3ml 摇匀，置 37℃水浴中 15min，以去除不稳定的 HbA_1。

4. 柱的准备　将微柱颠倒摇动使树脂混悬，然后去掉上下盖，将柱插入 15mm × 150mm 的大试管中，让柱内缓冲液完全流出。

5. 上样　用微量加样枪取 100μl 溶血液，加于微柱内树脂床上，待溶血液完全进入树脂床后，将柱移入另一支空试管中。

6. 层析洗脱　取 3.0ml 洗脱剂Ⅰ，缓缓加于树脂床上，注意不要冲动树脂，收集流出物，此即为 HbA_1（测定管）。

7. 对照管制备　取上述溶血液 50μl，加蒸馏水 7.5ml 摇匀，此即为总 Hb 管。

8. 比色　用分光光度计，波长 415nm，比色杯光径 10mm，以蒸馏水作空白，测定各管吸光度。

9. 微柱的清洗和保存　用过的柱先加洗脱剂Ⅱ 3.0ml 使 Hb 全部洗下，再用洗脱剂Ⅰ洗 3 次，每次 3.0ml，加上下盖，保存备用。

【数据记录】

测定管 A =

对照管 A =

【结果计算和分析】

$$HbA_1（\%）=\frac{测定管\ A}{对照管\ A\times5}\times100\%$$

【结果报告】

HbA_1（%）=

【参考范围】

健康成年人 HbA_1 范围为 5.0% ~8.0%，均值 6.5%。

【临床意义】

1. HbA_1 增高　HbA_1 增高见于糖尿病时，其水平同血液葡萄糖控制程度有关，能反映测定前 1 ~2 个月内血糖的平均水平，故可作为糖尿病长期控制的良好指标。也可鉴别糖尿病性高血糖、应急性高血糖，前者 GHb 水平多增高，后者正常。

2. HbA_1 降低 可能表示最近有低血糖发作、Hb 变异体存在或红细胞寿命短。

【注意事项】

1. 层析时环境温度对结果有较大的影响，规定的标准温度为 22℃，需要严格控制温度。冬天应置于 22℃温箱内操作。

2. 微柱的清洗，应在 20℃以上进行，此层析柱一般可重复使用 20 次。

3. 抗凝剂 EDTA 和氟化物不影响测定结果，肝素能使结果增高。

4. 溶血性贫血患者由于红细胞生命期短，结果可较低，伴有此病的患者不能以正常人的范围来衡量。

5. 标本置室温超过 24h，可使结果增高，贮 4℃冰箱可稳定 5 天。

【方法评价】

离子交换层析微柱法测定 HbA_1 技术简单、操作快速，结果可满足临床对糖尿病监控的要求。采用高效离子交换层析仪测定糖化血红蛋白，有配套试剂盒，恒温控制，分析速度快，结果准确，是目前最理想的测定方法。

实验二十九 免疫凝集法测定糖化血红蛋白

【实验原理】

以 TTAB（tetradecyl trimethyl ammonium bromide，四癸基三甲铵溴化物）作为溶血试剂，消除白细胞物质的干扰（TTAB 不溶解白细胞）。血液样品不需要除去不稳定 HbA_{1C} 的预处理。全血溶血液中的 HbA_{1C} 浓度，用浊度抑制免疫学方法测定。

先加入抗体缓冲掖，样本中的 HbA_{1C} 和抗 HbA_{1C} 抗体反应形成可溶性的抗原抗体复合物，因 HbA_{1C} 分子只有一个特异性的该抗体结合位点，不能够形成凝集反应。然后，加入多聚半抗原缓冲液，多聚半抗原和反应液中过剩的抗 HbA_{1C} 抗体结合成不溶性的抗体 - 多聚半抗原复合物，可用比浊法进行测定。同时在另一个通道上测定 Hb 浓度。在该通道中，溶血液中的血红蛋白转变成具有特征吸收光谱的血红蛋白衍生物，用重铬酸盐作标准参照物，进行比色法测定 Hb 浓度。

根据 Hb 含量及 HbA_{1C} 含量，计算出 HbA_{1C} 百分比。

【试剂与仪器】

1. HbA_{1C} 测定试剂

（1）Rl 试剂　0.025mol/L MES（2 - 吗啉乙基磺酸）缓冲液，0.015mol/L Tris 缓冲液（pH 6.2），HbA_{1C} 抗体（绵羊血清，≥0.5mg/ml）和稳定剂。

（2）R2 试剂　0.025mol/L MES 缓冲液，0.015mol/L Tris 缓冲液（pH 6.2），HbA_{1C} 聚半抗原（≥8μg/ml）和稳定剂。

（3）定标液　人血和绵羊血制备的溶血液，9g/L TTAB 和稳定剂。

2. Hb 测定试剂　0.02 mol/L 磷酸盐缓冲液（pH 7.4）和稳定剂。
3. 溶血试剂　9g/L TTAB 溶液。
4. 质控物　正常值、异常值 2 种。
5. 0.9% NaCl。
6. 试管和试管架，生化分析仪。

【操作步骤】

1. 小试管中加溶血试剂 1.0ml，加入 EDTA 或肝素抗凝血 10μl，轻轻旋涡混匀，避免形成气泡，待溶血液的颜色由红色变为棕绿色后（大约 1~2min）即可使用。此溶血液于 15~25℃可稳定 4h，2~8℃可稳定 24h。

2. 根据不同型号生化分析仪及配套试剂设定参数，测定 HbA_{1C}浓度，同时测定 Hb 浓度。详细操作程序需根据仪器和配套试剂盒的说明书。

【数据记录】

HbA_{1C}（g/dl）=

Hb（g/dl）=

【结果计算和分析】

$$HbA_{1C}(\%) = \frac{HbA_{1C}(g/dl)}{Hb(g/dl)} \times 100\%$$

【结果报告】

HbA_{1C}（%）=

【参考范围】

HbA_{1C}：2.8%~3.8%。

【临床意义】

同实验二十八。

【注意事项】

1. 人血来源的定标液和质控物，虽然经检查证明无 HBsAg、HCV 及 HIV 抗体，但感染的危险性不能绝对排除，因此必须像处理患者标本那样小心处理本产品。

2. TTAB 有刺激性，不可接触眼睛和皮肤。

3. 试剂批号改变、更换比色皿、质控结果逾限时均需校正。

4. 每周应用 0.1mol/L NaOH 溶液清洗比色皿 1 次。

【方法评价】

抗 HbA_{1C}抗体特异性强，与其他相关蛋白无交叉反应。一般情况下黄疸、脂血标本对本实验无干扰。HbA_{1C}的分析灵敏度（检测低限）为 2g/L，Hb 为 3g/L。需注意目前供应的试剂盒不是所有的生化分析仪都可以通用。

实验三十　果糖胺法测定糖化血清蛋白

【实验原理】

血清葡萄糖能与白蛋白及其他血清蛋白分子 N 末端的氨基发生非酶促糖化反应，形成高分子酮胺结构，其结构类似果糖胺，故也称为果糖胺测定。酮胺结构生成量与血糖浓度直接相关，此酮胺结构能在碱性环境中与硝基四氮唑蓝（NBT）发生还原反应，生成紫红色物质。以具有同样氨基的 1-脱氧-1-吗琳果糖（DMF）为标准参照物，进行比色测定。

【试剂与仪器】

1. 0.1mol/L 碳酸盐缓冲液（pH 10.8）　称取无水碳酸钠 9.54g，碳酸氢钠 0.84g，溶于蒸溜水并稀释至 1000ml。

2. 0.11mol/L NBT 试剂　称取氧化硝基四氮唑蓝 100mg，用上述缓冲液溶解并稀释至 1000ml，置 4℃保存，至少可稳定 3 个月。

3. 4mmol/L DMF 标准液　称取 DMF 99.6mg，溶于 40g/L 牛血清白蛋白溶液 100ml。

4. 恒温水浴箱，分光光度计，微量加样器等。

【操作步骤】

1. 测定管加待检血清（血浆）0.1ml，空白管加蒸溜水 0.1ml，各管加 37℃预温的 NBT 试剂 4ml，混匀，置 37℃水浴准确 15min，取出流水冷却（低于 25℃）。冷却后 15min 内，用分光光度计波长 550nm，比色杯光径 10mm，以空白管调零，读取测定管吸光度值。从标准曲线查得测定结果。以果糖胺“mmol/L”报告。

2. 标准曲线制作　取 4 mmol/L DMF 标准液，用牛血清白蛋白溶液（40g/L）稀释成 1mmol/L、2mmol/L、3mmol/L、4mmol/L，以牛血清白蛋白溶液（40g/L）为空白，与测定管同样操作，读得各浓度 DMF 相应的吸光度。以 DMF 浓度为横坐标，吸光度为纵坐标，制成标准曲线。浓度在 4mmol/L 以内与吸光度呈线性关系。

【数据记录】

测定管吸光度 =

【结果计算和分析】

果糖胺法测定糖化血清蛋白标准曲线：

【结果报告】

糖化血清蛋白（mmol/L） =

【参考范围】

糖化血清蛋白：健康成年人 1.65～2.15mmol/L。

【临床意义】

血清白蛋白半寿期较短，本试验可有效反映患者过去 1～2 周内平均血糖水平，且不受临时血糖浓度波动的影响，故为临床糖尿病患者的诊断和较长时间血糖控制水平的研究，提供了一个很好的指标。同一患者前后连续检测结果的比较更有价值。

【注意事项】

1. pH、反应温度、反应时间对本试验影响较大，必须严格控制。
2. 37℃加温 15min 时间需准确并立即冷却，否则颜色将继续加深影响结果。

【方法评价】

用定值冻干糖化血清蛋白作标准，测定结果更稳定。因为用不同标准物时所测得结果不完全一致，最好建立实验室的参考值。现已有酮化氨基酸氧化酶法，该法的准确度和精密度优于果糖胺法。

【思考题】

1. 女性，31 岁，有糖尿病史 4 年，因昏迷入院。入院时血压：92/20 mmHg（12.23/2.67kPa），脉搏 122 次/min，呼吸 32 次/min。

实验室检查结果为：血糖 66.7mmol/L（1200mg/dl），血细胞容量 49%，血钠 134 mmol/L，血钾 6.4mmol/L，血 BUN 是 26.4 mmol/L（74 mg/dl），pH 6.8，$PCO_2$10 mmHg（1.33 kPa），血酮体强阳性。

① 最有可能的诊断为（ ）

A. 糖尿病酮症酸中毒昏迷　　B. 糖尿病非酮症高渗性昏迷

C. 两者均是　　D. 两者均不是

② 本病例 pH 6.8 可诊断为（ ）

A. 代偿性代谢性酸中毒　　B. 失代偿性代谢性酸中毒

C. 代偿性呼吸性酸中毒　　D. 失代偿性呼吸性酸中毒

③ 血钾升高是因为（ ）

A. 细胞内外 H^+ 和 K^+ 交换导致　　B. 血液浓缩所致

C. 两者均是　　D. 两者均不是

2. 某位有 12 年糖尿病病史的 50 岁女性患者，因昏迷入院，呼吸有烂苹果味，体检血压为 12/5.3kPa，脉搏 110 次/min，呼吸 28 次/min，尿糖和尿酮体 + + +。

① 最有可能的初步诊断为（ ）

A. 糖尿病乳酸酸中毒昏迷　　B. 呼吸性酸中毒

C. 丙酮酸酸中毒　　D. 糖尿病酮症酸中毒昏迷

② 为了确诊不应做哪项检查（ ）

A. 血清丙酮酸　B. 血糖　C. 血气分析　D. 血羟丁酸

③ 血气分析结果应为（ ）

A. pH 7.55；BE：+6.0 mmol/L；HCO_3^-：42 mmol/L

B. pH 7.14；BE：-18.0 mmol/L；HCO_3^-：-10 mmol/L

C. pH 7.45；BE：+3.0 mmol/L；HCO_3^-：-27 mmol/L

D. pH 7.35；BE：-3.0 mmol/L；HCO_3^-：-22 mmol/L

④ 尿酮体 + + + 是由于（ ）

A. 酮体生成增加　　B. 脂肪合成增加

C. 肾功能不全　　D. 肝功能不全

3. 血糖标本为什么必须立即测定或分离血清？

第九章 血脂及血浆脂蛋白检验

目前临床上开展的血脂测定项目主要有 TC、TG、HDL - C、LDL - C、Lp（a）、ApoAⅠ、ApoB 等。其中 TC、TG、HDL - C、LDL - C 测定是血脂测定的四个基本指标。因此，本章应掌握血清 TC、TG、HDL - C、LDL - C 测定的方法、原理和操作技能；熟悉影响实验结果的主要因素及注意事项，了解各检测项目的临床意义。对于血脂分析，应特别重视分析前各个环节的质量管理。

1. 受检者的准备　受检者应保持平常的生活和饮食习惯，采血前 12h 内不饮酒、咖啡和奶，一般清晨空腹采血。对于体检对象，采血前应有 2 周时间保持平常的饮食习惯，24h 内不饮酒、不做剧烈运动，近期内体重稳定，无急性病、外伤、手术等意外情况。并要注意有无应用影响血脂的药物，在查血前应根据所用药物的特性，停药数天或数周。同时要注意采血的季节，因为血脂水平有季节性变动。

2. 静脉采血　除非是卧床的患者，一般在采血时取坐位，否则影响血脂水平。如站立 5min 可使血脂浓度增高 5%，15min 增高 16%，故在抽血前至少应静坐 5min。一般用肘静脉采血，止血带的使用不能超过 1min，穿刺成功后应立即松开止血带，然后抽血。静脉阻滞 5min，可使 TC 增高 10% ~15%。

3. 抗凝剂　多采用血清做血脂分析。如用血浆，多主张用 EDTA - Na_2 抗凝（1mg/ml）。EDTA - Na_2 抗凝血浆中的 TC、TG 水平比血清中约低 3%。而肝素抗凝可影响脂蛋白测定的某些方法。

4. 标本处理　血标本应及时分离血清，否则标本中脂蛋白成分会发生改变，影响检测结果。TC、TG、HDL - C 及 LDL - C 在 4℃冰箱中保存至少可稳定 4 天，若不能在 4 天内检测，用作 TC 测定者 -20℃保存即可，用作 TG、Apo、脂蛋白测定者，最好保存在 -70℃。不要反复冻融。

实验三十一　胆固醇氧化酶法测定血清总胆固醇

血清总胆固醇（total cholesterol，TC）测定的参考系统最完善，其决定性方法是同位素稀释 - 质谱法，参考方法是 Abell 法，常规方法是酶法（CEH - COD - PAP 法）。目前，国内外均推荐 CEH - COD - PAP 法为临床实验室常规测定方法。国内外生产的试剂盒均采用此法。

【实验原理】

血清中总胆固醇（TC）包括游离胆固醇（free cholesterol，FC）和 胆固醇酯（cholesterol ester，CE）两部分。血清中胆固醇酯可被胆固醇酯酶水解为游离胆固醇和游离脂肪酸（FFA），胆固醇在胆固醇氧化酶的氧化作用下生成 Δ4－胆甾烯酮和过氧化氢，H_2O_2 在 4－氨基安替比林和酚存在时，经过氧化物酶催化，反应生成苯醌亚胺非那腙的红色醌类化合物，其颜色深浅与标本中 TC 含量成正比。反应式如下：

$$\text{胆固醇酯} + H_2O \xrightarrow{CEH} \text{胆固醇} + \text{游离脂肪酸}$$

$$\text{胆固醇} + O_2 \xrightarrow{COD} \Delta^4 - \text{胆甾烯酮} + H_2O_2$$

$$H_2O_2 + 4-AAP + \text{酚} \xrightarrow{POD} \text{醌亚胺} + H_2O$$

【试剂与仪器】

1. 胆固醇液体酶试剂组成（具体含量见相关文献）

GOOD 缓冲液（pH 6.7）	50mmol/L
胆固醇酯酶（CEH）	≥200U/L
胆固醇氧化酶（COD）	≥100U/L
过氧化物酶（POD）	≥3000U/L
4－氨基安替比林（4－AAP）	0.3mmol/L
苯酚	5mmol/L

2. 胆固醇标准溶液 5.17mmol/L（200mg/dl）精确称取胆固醇 200mg，用异丙醇配成 100ml 溶液，分装后，4℃保存，临用取出。也可用定值的参考血清作标准。

3. 恒温水浴箱，分光光度计，微量加样器等或自动生化分析仪。

【操作步骤】

终点法检测 TC 按表 9－1 依次加样。

表 9－1 酶法测定 TC 操作步骤

加入物	空白管	标准管	测定管
血清（μl）	—	—	10
标准液或定值血清（μl）	—	10	—
蒸馏水（μl）	10	—	—
酶试剂（μl）	1000	1000	1000

按表 9－1 步骤混匀加入物后，37℃水浴 5min，分光光度计波长 500nm 或 520nm，以空白管调零，测定各管吸光度 *A*。

【数据记录】

【结果计算与分析】

$$血清TC（mmol/L）=\frac{测定管吸光度}{标准管吸光度}\times 胆固醇标准液浓度$$

【结果报告】

【参考范围】

TC 血清参考值：<5.20mmol/L。

TC 边缘升高：5.20～6.20mmol/L。

TC 升高：≥6.21mmol/L。

【临床意义】

影响 TC 水平的因素有：①年龄与性别：TC 水平随年龄的增加而升高，但到 70 岁之后有所下降，中青年女性低于男性，50 岁后女性高于男性；②长期的高 TC、高饱和脂肪酸和高热量饮食可使 TC 增高；③遗传因素；④其他，如缺少运动、脑力劳动、精神紧张等可使 TC 增高。

1. TC 增高　高 TC 血症是冠心病的主要危险因子之一，与冠心病的发病率呈正相关。常见于动脉粥样硬化、原发性高脂血症（如家族性高胆固醇血症、家族性 ApoB 缺陷症、多源性高胆固醇血症、混合性高脂蛋白血症等）、糖尿病、肾病综合征、甲状腺功能减退症、妊娠等。

2. TC 降低　常见于家族性的无或低 β－脂蛋白血症、贫血、败血症、甲状腺功能亢进症、肝疾病、严重感染、营养不良、肠道吸收不良、慢性消耗性疾病等。

【注意事项】

1. 试剂中工具酶的质量非常重要，CEH 和 COD 均来自微生物，但各生产厂家的产品性能不尽相同，这与菌种的选择和生产工艺有关。因此，其用量也不相同，应视实验而定。

2. 若需检测游离胆固醇浓度，将酶试剂成分中去掉胆固醇酯酶即可。

3. 检测标本可为血清或者血浆（以肝素或 EDTA - K_2 抗凝）。

4. 校准物如用参考方法（Abell 法）定值的血清，则酶法的测定结果与 Abell 法的结果一致，如用胆固醇水溶液作校准物，测定结果比 Abell 法略低。

【方法评价】

1. 本方法特异性好、灵敏度高，既可用于手工操作，也可自动化分析。

2. 线性范围为≤19.38mmol/L（750mg/dl）。

3. 在终点法中血红蛋白高于 2g/L 时引起正干扰；胆红素高于 0.1g/L 时有明显负干扰；血中维生素 C 与甲基多巴浓度高治疗水平时，会使结果降低。但是在速率法中上述干扰物质影响较小。高 TG 血症对本法无明显影响。检测 TC 的血清（浆）标本密闭保存时，在 4℃可稳定 1 周，-20℃可稳定半年以上。

实验三十二　磷酸甘油氧化酶法测定血清三酰甘油

三酰甘油（triglyceride，TG）的测定方法有化学法和酶法。其测定的决定性方法为同位素稀释 - 质谱法，参考方法为二氯甲烷抽提，变色酸显色法（Van - Handel 法），常规方法为酶法（GPO - PAP 法）。目前，作为临床测定，国内外均推荐 GPO - PAP 法。国内外生产的试剂盒绝大多数采用此法。

【实验原理】

血清中三酰甘油经脂蛋白酯酶（lipoprotein lipase，LPL）作用，可以水解为甘油和游离脂肪酸（free fatty acid，FFA），甘油在 ATP 和甘油激酶（glycerokinase，GK）的作用下，生成 3 - 磷酸甘油，再经磷酸甘油氧化酶（glycerophosphate oxidase，GPO）作用氧化生成磷酸二羟丙酮和过氧化氢（H_2O_2），H_2O_2 与 4 - 氨基安替比林（4 - AAP）及 4 - 氯酚在过氧化物酶（peroxidase，POD）作用下，生成红色醌类化合物，其显色程度与 TG 的浓度成正比。反应式如下：

$$TG + H_2O \xrightarrow{LPL} \text{甘油} + \text{脂肪酸}$$

$$\text{甘油} + ATP \xrightarrow{GK + Mg^{2+}} G-3-P + ADP$$

$$G-3-P + O_2 \xrightarrow{GPO} \text{磷酸二羟丙酮} + H_2O_2$$

$$H_2O_2 + 4-AAP + 4-\text{氯酚} \xrightarrow{POD} \text{醌亚胺} + H_2O$$

【试剂与仪器】

1. 三酰甘油液体稳定酶试剂组成（具体含量见相关文献）

PIPES 缓冲液（pH 6.8）	50mmol/L
脂蛋白酯酶	≥2000U/L
甘油激酶	≥250U/L
磷酸甘油氧化酶	≥3000U/L
过氧化物酶	≥1000U/L
ATP	1.4mmol/L
4 - AAP	1.0mmol/L
4 - 氯酚	3.5mmol/L
高铁氰化钾	10μmol/L
表面活性剂	0.1g/L

2. 三油酸甘油酯标准液 2.26mmol/L（200mg/dl） 准确称取三油酸甘油酯（平均分子量 885.4）200mg 加 TritonX - 100 5ml，用蒸馏水定容至 100ml，分装后，4℃保存，切勿冰冻保存。

3. 恒温水浴箱，分光光度计，微量加样器等或自动生化分析仪。

【操作步骤】

取 3 支试管按表 9 - 2 操作。

表 9 - 2 GPO - PAP 法测定 TG 操作步骤

加入物	空白管	标准管	测定管
血清（μl）	—	—	10
标准液（μl）	—	10	—
蒸馏水（μl）	10	—	—
酶试剂（μl）	1000	1000	1000

按表 9 - 2 步骤混匀加入物后，置 37℃ 水浴 5min，用分光光度计比色，以空白管调零，于 500nm 波长处测定各管的吸光度 *A*。

【数据记录】

【结果计算与分析】

$$血清TG（mmol/L）=\frac{测定管吸光度}{标准管吸光度}\times 标准液浓度$$

【结果报告】

【参考范围】

血清 TG 正常范围：<1.70mmol/L。
TG 边缘增高：1.7~2.25mmol/L。
TG 增高：2.26~5.64 mmol/L。
TG 很高：≥5.65mmol/L。

【临床意义】

1. 血清 TG 增高　原发性高 TG 血症多有遗传因素，常见于家族性高 TG 血症和家族性高脂（蛋白）血症等。继发性高 TG 血症常见于肾病综合征、糖尿病、甲状腺功能减退、糖原累积病、胆道梗死、妊娠、酗酒等。研究证实，富含 TG 的脂蛋白是 CHD（冠状动脉性心脏病）的独立危险因子。

2. 血清 TG 降低　较少见，甲状腺功能亢进、肝功能严重受损、营养不良和消化吸收不良综合征等可引起血清 TG 的降低。

【注意事项】

1. 试剂中工具酶的质量非常重要，LPL、GK、GPO 均来自微生物，但各生产厂家的产品性能可能差异较大，这与菌种的选择和生产工艺有关。因此，其用量也不相同，应视实验而定。

2. 线性范围　≤11.3mmol/L。

3. 本法没有进行抽提和吸附，故血清中游离的甘油对 TG 测定有正干扰。

4. 血标本 4℃存放不宜超过 3 天，避免 TG 水解释放出甘油。

【方法评价】

本实验是一步终点法，具有简便、快速、微量等优点，适用于手工和自动化测定。其主要缺陷是所测 TG 值包括了血清中游离的甘油。为了除去 FG（纤维蛋白质）的干扰，常用的方法有 2 种：

1. 外空白法　即同时使用不含 LPL 的酶试剂测定 FG 作空白值，此法需作双份测定，使成本加倍，但是可同时得到血清中 FG 数据。

2. 内空白法　又称为两步法或双试剂法，将酶试剂分作两部分，其中 LPL 和 4－AAP 组成试剂Ⅱ，其余部分为试剂Ⅰ，血清先加试剂Ⅰ，37℃孵育后，因无 LPL 存在，TG 不被水解，FG 在 GK 和 GPO 的作用下反应生成 H_2O_2，但因不含 4－AAP，不能完成显色反应，故可除去 FG 的干扰；再加入试剂Ⅱ，即可测出 TG 水解生成的甘油。内空白法虽然增加了操作步骤，但不增加试剂成本，且排除 FG 干扰效果好，预孵育 5min 即可排除 4mmol/L FG 的干扰。

因为 LPL 除水解 TG 外，亦能水解一酰甘油和二酰甘油（血清中这二者的浓度约占 TG 的 3%），所以本法测定结果包含了后二者的值。

实验三十三　磷钨酸－镁沉淀法测定血清高密度脂蛋白胆固醇

【实验原理】

在 Mg^{2+} 存在下，大分子聚阴离子化合物（磷钨酸盐）能选择性地沉淀血清中 CM、LDL、VLDL 和 Lp（a），离心后上清液中只含有 HDL，然后用酶法测定其中的胆固醇含量（与酶法测 TC 相同）。以 HDL 中的胆固醇含量［即 HDL－C（高密度脂蛋白胆固醇）］作为 HDL 的定量依据。

【试剂与仪器】

1. 沉淀剂　称取磷钨酸钠 0.44g 和氯化镁（$MgCl_2 \cdot 6H_2O$）1.10g，均为 AR，溶于蒸馏水 80ml 中，以 1mmol/L NaOH 调 pH 至 6.15，再加蒸馏水定容至 100ml，此试剂可稳定 1 年。

2. 酶试剂　同实验三十一。

3. 参考血清　使用低浓度胆固醇的定值血清，或将 TC 测定用定值血清进行 1∶2 或 1∶3稀释后再用。

4. 恒温水浴箱，分光光度计，微量加样器等或自动生化分析仪。

【操作步骤】

取血清和沉淀剂各 200μl，充分混匀，室温放置 10min 后，3000r/min 离心 15min，吸取上清液按表 9－3 进行操作。

表 9-3 PTA - Mg^{2+} 法测定 HDL-C 操作步骤

加入物	空白管	标准管	测定管
上清液（μl）	—	—	50
定值血清（μl）	—	50	—
蒸馏水（μl）	50	—	—
酶试剂（μl）	2000	2000	2000

按表 9-3 步骤混匀加入物后，置 37℃水浴 5min，于波长 500nm 处以空白管调零，测定各管吸光度 *A*。

【数据记录】

【结果计算与分析】

$$\text{HDL-C（mmol/L）}=\frac{\text{测定管吸光度}}{\text{标准管吸光度}}\times\text{定值血清胆固醇浓度}$$

【结果报告】

【参考范围】

血清 HDL-C：>1.04mmol/L。

HDL-C 降低：<0.91mmol/L。

【注意事项】

1. 血清在室温下，各类脂蛋白之间会发生脂质交换，游离的胆固醇不断酯化，所以要及时测定，否则应低温保存。

2. 最好使用低温离心机。离心过程中应该防止温度升高使沉淀不完全，室温应为 15~25℃之间，且离心后应立即吸取上清液进行测定，否则结果会偏高。

3. 血清严重混浊时，可用生理盐水将血清作1∶1稀释后再沉淀，测定结果乘以2。

【临床意义】

HDL－C是一种抗动脉硬化的脂蛋白，与冠心病的发病率呈负相关，HDL－C低于0.91mmol/L是冠心病的危险因素。HDL－C＞1.55mmol/L被认为是冠心病的“负”危险因素。

HDL－C下降多见于脑血管病、糖尿病、肝炎、肝硬化等。

高TG血症常伴有低HDL－C；肥胖者、吸烟者的HDL－C也多偏低，但适量饮酒和长期体力活动会使之升高。

【方法评价】

1. PTA－Mg^{2+}沉淀法的试剂价廉、操作简便易行，测定结果与DS－Mg^{2+}法较接近，已被中华医学会检验分会推荐作为常规测定方法。

2. 本方法不足之处是对温度和pH改变很敏感，沉淀离心后放置时间不能过长，应于4h内立即检测，若放置过久会使测定结果偏高。

实验三十四　表面活性剂清除法测定血清低密度脂蛋白胆固醇

【实验原理】

表面活性剂1能改变LDL以外的脂蛋白（HDL、CM和VLDL等）结构并解离，所释放出来的微粒化胆固醇分子与胆固醇酶试剂反应，产生的H_2O_2在缺乏偶联剂时被消耗而不显色，此时LDL颗粒仍是完整的。加入试剂2（含表面活性剂1和偶联剂DSBmT），它可使LDL颗粒解离释放胆固醇，参与Trinder反应而显色，因其他胆固醇分子已除去，显色深浅与LDL－C的含量成正比。

【试剂与仪器】

1. 表面活性剂清除法测定血清LDL－C试剂盒的试剂组成见表9－4。

表9－4　表面活性剂清除法测定LDL－C试剂盒的试剂组成

组成	初始浓度
试剂1：4－氨基安替比林（4－AAP）	1.0mmol/L
胆固醇酯酶	3U/ml
胆固醇氧化酶	1.2U/ml
过氧化物酶	0.5
GOOD缓冲液	pH 6.3
表面活性剂1	适量
试剂2：偶联剂DSBmT	1.0mmol/L
表面活性剂2测定	适量
GOOD缓冲液	pH 6.3
试剂3：	参考物

2. 恒温水浴箱，分光光度计，微量加样器等或自动生化分析仪。

【操作步骤】

表面活性剂清除法测定 LDL－C 操作步骤见表 9－5。

表 9－5 表面活性剂清除法测定 LDL－C 的操作步骤

加入物	空白管	标准管或质控管	测定管
试剂 1（μl）	300	300	300
生理盐水或蒸馏水（μl）	3	—	—
标准液（μl）	—	3	—
样本（μl）	—	—	3
混匀，37℃保温 5min，在主波长 546nm 和副波长 660nm 下读各管吸光度（$A1_{546}$、$A1_{660}$）			
试剂 2（μl）	100	100	100
混匀，37℃保温 5min，在主波长 546nm 和副波长 660nm 下读各管吸光度（$A2_{546}$、$A2_{660}$）			

【数据记录】

【结果计算与分析】

$$\text{LDC-C (mmol/L)} = \frac{\text{测定管吸光度}(\Delta A_t)}{\text{标准管吸光度}(\Delta A_s)} \times \text{标准液浓度}$$

$$\Delta A = (A2_{546} - A2_{660}) - (A1_{546} - A1_{660})$$

【结果报告】

【参考范围】

LDC－C 正常范围：1.5～3.1mmol/L。

LDC－C 临界范围：3.1～3.58mmol/L；高胆固醇血症：>3.6mmol/L。

【注意事项】

1. 使用匀相测定试剂时应注意试剂盒配套用校正物定值。美国胆固醇教育计划（NCEP）对 LDL－C 测定的分析目标进行了规定，要求总误差≤12%、不精密度 *CV*≤4%、不准确度的偏差≤4%（与 Beta－定量法测定参考值比较）。与参考方法进行方法学比较结果应基本一致（相关系数 *r* 在 0.95 以上）。特异性要好，高 HDL－C、VLDL－C 对测定基本无明显影响，回收率为 90%～110%。线性范围要宽，最小检测水平至少为 0.01mmol/L，检测上限至少为 7.77mmol/L。抗干扰能力强；TG<5.65mmol/L、胆红素<5133.1μmol/L、血红蛋白<5g/L 时，对测定结果基本无干扰。

2. 曾被临床实验室广泛使用的以 Friedewald 公式来计算 LDL－C 的浓度，在一般情况下也能得到可被临床接受的近似结果。但有一定的局限性，因该公式假设 VLDL 内 C 与 TG 之比固定不变，VLDL－C 用 TG/2.2 表示（以 mmol/L 为单位），公式中三项脂类的结果都是变量，任何一项的测定结果不准确都会影响 LDL－C 的结果。同时，若患者血清 TG>4.25mmol/L 或是Ⅲ型高脂血症、异常 β－脂蛋白血症、小而密 LDL 增高的标本，以及有继发性高脂血症的患者如糖尿病、晚期肾脏病和肝脏疾病时，均不适合用此公式计算。

【临床意义】

LDL－C 增高是动脉粥样硬化发生发展的主要危险因素。由于 TC 水平同时受 HDL－C 水平的影响，许多学者认为最好以 LDL－C 代替 TC 作为冠心病危险因素指标，所以临床推荐 LDL－C 为必查指标之一。

【方法评价】

匀相测定法测定 LDL－C 根据原理不同分为：清除法、透射比浊法、杯芳烃法（CAL 法）、可溶性反应法、保护性试剂法。表面活性剂清除法为清除法中的一种。匀相法是适合自动分析的 HDL－C 测定法，标本不需预处理，适用于大批量标本自动分析，测定结果能满足临床需要。

实验三十五　免疫透射比浊法测定血清载脂蛋白 A1 和载脂蛋白 B

【实验原理】

血清 Apo A1 和 ApoB 分别与试剂中的特异性抗人 ApoA1 或 ApoB 抗体相结合，形成不溶性免疫复合物，使溶液产生浊度，混浊度与 Apo A1 或 ApoB 的量成正比，即浊度与吸光度成正比，在波长 340nm 测定吸光度 *A*，即可计算出血清标本中 Apo A1 或 ApoB

的含量。

【试剂与仪器】

1. ApoA1 试剂

试剂 1：Tris 缓冲液（pH 8.0），50mmol/L；聚乙二醇（PEG－6000），40g/L；表面活性剂；防腐剂。

$ApoA_1$ 试剂 2：Tris 缓冲液（pH 8.0），100mmol/L；羊抗人 ApoA1 抗体（按滴度）；防腐剂。

2. ApoB 试剂

试剂 1：同 Apo A1 试剂 1。

ApoB 试剂 2：Tris 缓冲液（pH 8.0），100mmol/L；羊抗人 ApoB 抗体（按滴度）；防腐剂。

3. 参考血清　ApoA1、ApoB（浓度 2.0～2.5 g/L）的定值血清。

4. 全自动生化分析仪。

【操作步骤】

1. 标本应是及时分离的空腹血清。

2. 手工测定按表 9－6 的步骤操作。

表 9－6　Apo A1、ApoB 免疫比浊法操作步骤

加入物	Apo A1 测定		Apo B 测定	
	测定管	试剂空白	测定管	试剂空白
去离子水（μl）	—	5	—	10
血清（μl）	5	—	10	—
试剂 1（ml）	1.0	1.0	1.0	1.0
Apo A1 试剂 2（ml）	0.2	0.2	—	—
Apo B 试剂 2（ml）	—	—	0.2	0.2

按表 9－6 步骤混匀加入物，37℃水浴 5min，在波长 340nm 处比浊，以各自的空白管调零测定各管吸光度 *A*。根据各自的标准曲线读出相应结果。

【标准曲线】

1. 校准物　按表 9－7 稀释成 5 个浓度。

2. 测定　按手工测定步骤测定各管的吸光度 *A*，绘制吸光度－浓度曲线。

表9－7　不同浓度校准液的配制

校准物液	校准物（μl）	水（μl）	转换因子
S1	50	200	0.2
S2	100	150	0.4
S3	150	100	0.6
S4	200	50	0.8
S5	不稀释	－	1.0

注：S1～S5的浓度分别为校准物的Apo A1、ApoB值乘以各自的转换因子即得。

【数据记录】

【结果计算与分析】

【结果报告】

【参考范围】

血清：Apo A1：1.00～1.50g/L；ApoB：0.50～1.10g/L。

【注意事项】

1. 抗血清的纯度和效价至关重要。抗ApoA1要求＞1∶（16～32），抗ApoB＞1∶128。

2. 抗原、抗体的比例要适宜。

3. 参考血清定值的可靠性是ApoA1和ApoB准确测定的基本保证，因此，要严格参考血清的定值。

4. 免疫透射比浊法应以多点（5～7点）定标，按曲线回归运算。

【临床意义】

ApoA1 是 HDL 的主要结构蛋白，ApoB 是 LDL 的主要结构蛋白，因此，ApoA1 和 ApoB可直接反映 HDL 和 LDL 的水平。在某些病理情况下，ApoA1 与 HDL 和 ApoB 与 LDL 并非成正相关。

ApoA1 水平与高脂血症、冠心病呈负相关，ApoB 水平与高脂血症及动脉硬化性疾病呈正相关。

【方法评价】

临床上测定血清的 ApoA1 和 ApoB 一般同时进行。为了达到准确测定的目的，ApoA1 和 ApoB 的免疫比浊测定（终点法）中，必须按曲线回归方程计算结果，因在 Y 轴上有一定截距，所以不能用单点标准。严格地说，浓度与吸光度值的相关系数应在 0.985 以上。本法批间 $CV<5\%$。

【思考题】

1. 血脂分析前的变异主要来源于哪些因素？

2. 血清总胆固醇测定的决定性方法是什么？参考方法是什么？目前实验室常用的测定方法是什么？

3. 男，17 岁，近半年来腹部不适，多次剧烈腹痛。空腹 12h 抽血分离血浆，呈奶样乳白色，但经 15 000r/min 离心 30min 后，发现血浆下层较透明，而表面为奶油层。

①该患者血浆中下列哪项脂蛋白可能升高（　　）

A. HDL　　B. CM　　C. LDL　　D. VLDL

②该患者可能为下列哪种高脂血症（　　）

A. Ⅰ型　　B. Ⅱ型　　C. Ⅲ型　　D. Ⅳ型

③该患者血浆中哪项脂类成分显著升高（　　）

A. 外源性胆固醇　　B. 内源性胆固醇

C. 外源性甘油三酯（三酰甘油）　　D. 内源性甘油三酯（三酰甘油）

4. 如何去除血清中游离甘油对甘油三酯测定的干扰？

第十章　钾、钠、氯和酸碱平衡检验

电解质是人体内重要的组成成分，其中一部分溶解于体液中，它们是细胞存活和进行代谢的必要条件，另一部分存在骨骼、牙齿中，与骨骼的生长发育和代谢密切相关。钾、钠、氯、钙、磷和镁是人体内主要的电解质，存在量较多，日需要量也大。钾、钠、氯主要分布在细胞内、外液中，钠45%在细胞外液，45%在骨骼，细胞内液仅7%左右，正常人血清钠含量为135～145 mmol/L；钾98%分布于细胞内液，细胞外液只占2%，血清钾含量为3.5～5.5 mmol/L；氯离子能自由穿过细胞膜，它在细胞内外的含量能有较大范围变化，血清氯含量为98～106 mmol/L；人体内钙约700～1400g，大部分以羟磷灰石形式存在于骨骼中，是骨骼的重要成分，少量钙在细胞内外液中起重要作用，正常人血钙含量为2.25～2.75 mmol/L。由于钠、钾、氯、钙离子对机体有重要的生理作用，血清（血浆）中钠、钾、氯、钙浓度的改变与某些疾病有密切的关系，故临床上重视血清钠、钾、氯、钙浓度的测定；体液中钠、钾、氯、钙测定的常用方法有化学法、火焰发射光谱法、离子选择电极法、原子吸收分光光度法、滴定法、电极法等，目前临床上以离子选择性电极法测定为主。近来发展的酶法测定体液中钠、钾，其精密度和准确度与火焰光度法呈高度相关，更受临床的重视。

实验三十六　离子选择电极法测定血清钾、钠、氯、钙离子

【实验原理】

离子选择性电极（ion－selectiveelectrodes，ISE）电位法是将离子选择性电极和一个由银/氯化银构成的参比电极连接起来，放入待测的电解质溶液中以形成一个测量电池，通过测量电池的电位为基础的定量分析方法。由于此电池的电位随样品的离子浓度的改变而改变，电位的变化与离子活度的对数符合能斯特（Nernst）方程。因此，可根据能斯特方程计算出待测液中各离子浓度。

$$E = E^0 + \frac{2.303RT}{nF} lg\ a_x \cdot f_x$$

式中：E 为离子选择性电极在测量溶液中的电位；E^0 为离子选择性电极的标准电极电位；R 为气体常数（8.314J/K·mol）；n 为待测离子的电荷数；T 为绝对温度（273＋t℃）；F 为法拉第常数（96487C/mol）；a_x 为待测离子的活度；f_x 为待测离子的活度系数。

离子选择电极由钠、钾、氯、钙离子不同活度的作用而产生不同的电位。这种电极电位的变化由钠、钾、氯、钙离子活度所决定，后者与钠、钾、氯、钙离子浓度成比例。检

测时首先加入样品，测其电位，然后加入标准液测其电位，二者之差值与样本中钠、钾、氯、钙离子浓度和它们在标准液中的浓度之比存在对数关系，可根据能斯特方程计算出样品中的钠、钾、氯、钙离子浓度。

离子选择性电极电位测定的方法有2种：直接电位法与间接电位法。

1. 直接电位法 不经稀释的样品（血清、血浆、全血）或标准液直接送入ISE管道做电位分析，因为ISE只对测定液中离解离子选择性地产生电位，与样品中脂类、蛋白质所占据的体积无关，即不受能改变血清中水体积比例的高蛋白血症和脂血症等情况的影响。

2. 间接电位法 先用指定离子强度与pH的稀释液将样品（血清、血浆）和标准液做高比例稀释，再输入电极管道进行测量。该方法会受到样品中脂类和蛋白质占据体积的影响。一些有严重的高血脂和高蛋白血症的血清样品，即使没有电解质失调，也会由于每单位体积血清中水量明显减少，定量吸取样品做稀释后，间接电位法测定得到假性低钠、钾血症。文献报告，健康人间接电位法比直接电位法约低2%~4%。

【试剂与仪器】

1. 离子选择电极分析仪

（1）钾电极 是指对K^+具有选择性响应的缬氨霉素液膜电极。该敏感膜的一侧与电极电解液接触，另一面与样品液接触，膜电位的变化与样品液中K^+活度对数成正比。

（2）钠电极 是由对Na^+具有选择性响应的特殊玻璃毛细管组成。钠电极与参比电极之间的电位差随样品溶液中Na^+活度的变化而改变。

（3）氯电极 是指对Cl^-具有选择性响应的电极，电位的变化与样品液中Cl^-活度对数成正比。

（4）钙电极 为采用中性载体作电极活性材料制成的聚氯乙烯（PVC）电极膜，对钙离子具有高度选择性。该敏感膜的一侧与电极电解液接触，另一面与样品溶液接触，膜电位的变化与样品溶液中钙离子活度对数成正比，钙电极与参考电极之间的电位差随样品溶液中钙离子活度的改变而改变。

（5）参考电极 采用银/氯化银（Ag/AgCl）制成，其电位不随样品溶液中的待测离子活度的改变而改变，为电化学电池电位的测量提供一个恒定的参考电位。

2. 试剂 各厂家生产的仪器所需试剂都是配套供应的。间接ISE分析时高低浓度斜率液及血清用指定pH、离子强度的稀释液作高度稀释。斜率液可在给定pH值的缓冲液中添加指定浓度的氯化钠溶液与氯化钾溶液即可，容易配制。直接ISE法是测定离子活度的，离子活度与溶液的pH及离子强度有关。高、低浓度斜率液除用氯化钠溶液、氯化钾溶液外，还要加入一定量的醋酸钠或磷酸二氢钠/磷酸氢二钠溶液，调节特定pH来模拟血清水的离子活度。最好使用原厂家提供的配套试剂。

钙试剂其配方一般包括定标液、低钙定标液、冲洗液、去蛋白液（可以去除电极管道中吸附的蛋白质）充填液和清洁液等。

【操作步骤】

生产离子选择性电极分析仪的厂家很多，各种型号ISE分析仪的试剂配方、试剂用量、操作方法有所不同。严格按各种仪器说明书操作，一般程序是：

（1）开启仪器，清洗管道。

（2）进样前先用高、低斜率液进行两点定标。

（3）待稳定后，间接电位法的样品由仪器自动稀释后再行测定；直接电位法的样品可直接吸入电极管道进行测定。

（4）测定结果由微处理机处理后打印数值。

（5）完毕，清洗电极和管道后再关机。

【结果报告】

【参考范围】

钠：135～145mmol/L。

钾：3.5～5.5mmol/L。

氯：血清（浆）氯化物为96～108mmol/L；脑脊液氯化物为120～132mmol/L；尿液氯化物为170～250mmol/24h。

钙：成人1.10～1.34mmol/L；儿童约高0.05mmol/L。

【临床意义】

1. 钠

（1）降低　血清钠浓度低于135mmol/L为低钠血症。临床上常见于以下情况：

胃肠道失钠：可见于幽门梗阻、呕吐、腹泻、胃肠道、胆道、胰腺术后造瘘及引流等。

尿钠排出增多：见于严重肾盂肾炎、肾小管严重损害、肾上腺皮质功能不全、糖尿病及应用利尿剂治疗等。

皮肤失钠：大量出汗时，如只补充水分而不补充钠；大面积烧伤、创伤，体液及钠从创口大量丢失等。

抗利尿激素（ADH）过多：肾病综合征的低蛋白血症、肝硬化腹水、右心衰竭时的有效血容量减低等都引起抗利尿激素增多，血钠被稀释。

（2）增高　血清钠高于145mmol/L为高钠血症。可见于以下情况：

肾上腺皮质功能亢进：如Cushing（库欣）综合征、原发性醛固酮增多症等。

严重脱水：见于严重高渗性脱水。

中枢性尿崩症时ADH分泌量减少，尿量大增，如供水不足、血钠增高。

2. 钾

（1）增高（＞5.6mmol/L）　见于肾上腺皮质功能减退、急性或慢性肾功能衰竭、休克、组织挤压伤、重度溶血及口服或注射含钾液过多等。

（2）降低（<3.5mmol/L）　见于严重腹泻、呕吐、肾上腺皮质功能亢进、服用利尿剂及胰岛素的应用等。大剂量注射青霉素钠盐时肾小管会大量失钾。家族性周期性麻痹在发作时血清钾降低，可低至2.5mmol/L左右，但在发作间歇期血清钾可以正常。

3. 氯

（1）增高　氯在体内的变化基本与钠平衡。高氯血性代谢性酸中毒，细胞外的碳酸氢钠减少，为了维持电解质平衡，含氯量必须增加，其所增加的氯是由于肾小管重吸收氯相对大于钠所致。临床上高氯血症还常见于高钠血症、失水大于失盐、氯化物相对浓度增高；注射过量生理盐水等。

（2）减低　临床上低氯血症较为多见。常见原因有代谢性碱中毒时，碳酸氢根过多，在钠含量正常情况下必须排出氯以维持电解质平衡；还有氯化钠的异常丢失或摄入减少，如严重呕吐、腹泻使消化液大量丢失，长期限制氯化钠的摄入，艾迪生病，抗利尿激素分泌增多的稀释性低钠、低氯血症。

（3）脑脊液低氯症　脑脊液为细胞外液的一部分，低钠血症均伴有脑脊液低氯症。重症结核脑膜炎时，氯化物含量显著降低；化脓性脑膜炎时偶见减少；普通型脊髓灰白质炎与病毒性脑炎时基本正常。

4. 钙

（1）增高　甲状旁腺功能亢进、代谢性酸中毒、肿瘤、维生素D过多症等。

（2）降低　见于原发性和继发性甲状旁腺功能减退、慢性肾功能衰竭、肾移植或进行血液透析患者、维生素D缺乏症、呼吸性或代谢性碱中毒、新生儿低钙血症以及外科手术之后，脓毒症或发生在热烧伤的患者等。

【注意事项】

1. 为了保证电极的稳定性，离子钙分析仪需要24h开机，处于等待状态。

2. 每个工作日后，必须清洗电极和管道，以防蛋白质沉积。定期用含有蛋白水解酶的去蛋白液浸泡管道，并按厂家规定的程序对仪器进行定期的维护保养。

3. 样品采集后避免与空气接触，尽快地测量，最好不超过1h，否则样品pH易发生变化影响到离子钙测定。

4. 使用肝素作为抗凝剂时浓度不能太高，每毫升血液中肝素浓度应<50U。不能使用草酸盐、柠檬酸盐、EDTA等作抗凝剂，否则影响到离子钙测定。

5. ISE分析仪钠电极多采用硅酸锂铝玻璃电极膜制成，使用期较长。钾电极多采用缬氨霉素膜制成，有规定的寿命，需定期更换。

6. 作尿样检测时，应离心尿样，以去除细胞、晶体等；同时稀释尿样，将1份尿样用9份尿样稀释液稀释，不得分析未经稀释的尿样。

7. 在ISE使用中发现的误差有两类　其一是由于离子选择性电极薄膜的蛋白质漂浮，或由于薄膜的污染而改变了电极选择性离子的反应性，造成的各种误差；其二是“溶剂排斥效应”引入的误差，与样品中脂类和蛋白质占据体积有关。

8. 在样品测量时注意样品测量管道内的样品不能有气泡存在，如果有气泡会造成测量结果不稳定或误差，应重复一次样品测量。

【方法评价】

1. 由于ISE法不需要燃料，较安全，且可以与生化自动分析仪组合，故有取代FES法的趋势。

2. 测量范围（线性）　直接法血清钠100～180mmol/L，尿钠25～150mmol/L，血清钾1～9mmol/L，尿钾5～105mmol/L。间接法血清钠100～180mmol/L，尿钠30～90mmol/L，血清钾2～10mmol/L，尿钾12～200mmol/L。

3. 变异系数　直接法血钠批内*CV*为0.4%～1%，批间为1.4%～2.1%；钾批内*CV*为0.5%～2%，批间2.3%～2.4%。间接法血钠批内*CV*为0.7%～1.4%，批间为1.2%～1.3%；钾批内*CV*为1.5%～2.0%，批间2.0%～3.2%。

4. 回收率　直接法：K^+回收率96.3%～100.8%、Na^+为97.5%～102.5%；间接法：K^+回收率为97.1%～105%，Na^+为95.0%～96.5%。

5. 干扰因素　钠119～171mmol/L，肌酐450.84～6355.96mol/L，尿酸559.3～1576.75mmol/L，尿素5.83～30.14mmol/L，钙2.77～6.10mmol/L，镁0.54～1.73mmol/L，及生理浓度的磷、铵和pH均不影响K^+的测定。但枸橼酸盐、草酸盐、EDTA或氟化钠有一定的干扰作用。

6. 氯测定变异系数小于1%，临床上干扰物最重要的是Br^-。使用离子选择电极法的溴离子表现出相当于2.3个氯离子的反应活度，而用库仑法时则相当于1个氯离子。本法不受血清蛋白质的干扰。

7. 离子选择电极法测钙离子标本用量少，检测速度快，测量速度快，测量及两点定标一般在50s内完成；标本可以用血清、血浆或全血，操作简便。检测范围钙离子为0.10～4.0mmol/L，pH为6.50～8.50，*CV*≤2.0%。

8. 样品中离子强度在一般生理情况下不引起临床上钙离子测定的显著误差。生理浓度下的Na^+、K^+、Mg^{2+}和H^+极少影响离子钙测量的准确性；许多阴离子如磷酸盐、柠檬酸盐、乳酸盐、硫酸盐和草酸盐等可与Ca^{2+}形成复合物，而影响检测结果的准确性，但不直接干扰离子选择电极法对钙离子的测定。使用中性载体膜电极可减少蛋白质的影响，一般10g/L的蛋白质浓度，影响不超过0.02mmol/L。有报道，用全血标本因血细胞容积而产生阳性偏差，可采用改变盐桥、标本流动通过接口处和在接口处使用透析膜等方法以减少这种偏差。

实验三十七　钾的酶法测定

【实验原理】

磷酸烯醇式丙酮酸（PEP）与二磷酸腺苷（ADP）在钾依赖性丙酮酸激酶（PK）催化下，生成丙酮酸和三磷酸腺苷（ATP）。丙酮酸在乳酸脱氢酶（LDH）催化下，NADH为供氢体，生成乳酸和NAD^+。反应中NADH的消耗量与样品中钾离子浓度呈正比。因此，在 340nm 处监测吸光度下降速率，即可计算出钾离子的浓度。

【试剂与仪器】

1. 试剂

试剂Ⅰ（缓冲液/酶/底物）

Tris 缓冲液（pH 8.2）	250mmol/L
穴合剂（Cryptand）	12mmol/L
PEP	≥3.3mmol/L
ADP	≥3.15mmol/L
α－酮戊二酸	≥1.2mmol/L
NADH	≥0.35mmol/L
GLDH（谷氨酸脱氢酶）	≥11 000U/L
PK	≥1200U/L

试剂Ⅱ

Tris 缓冲液（pH 9.0）	10mmol/L
LDH	≥65 000U/L

校准液：低值校准液 2.50mmol/L，高值校准液 8.00mmol/L。

2. 仪器　全自动生化分析仪。

【操作步骤】

钾的酶法测定已有市售试剂盒，必须严格按照试剂盒说明书操作。下列主要参数与方法供参考：

反应类型	两点速率法
反应方向	反应吸光度下降
主波长	340nm
副波长	410nm
样品量	6μl
试剂Ⅰ	200μl
37℃保温 300s 后	
试剂Ⅱ	80μl

在 340nm 波长处监测吸光度的变化，记录第 60s 吸光度（A_1）和第 180s 吸光度（A_2）。

【数据记录】

【结果计算与分析】

$$\Delta A = A_1 - A_2$$

$$\text{血清钾浓度（mmol/L）} = \frac{\text{测定 } \Delta A}{\text{标准 } \Delta A} \times \text{钾标准液浓度}$$

【结果报告】

【参考范围】

血清钾浓度为3.5～5.3mmol/L。
尿钾排泄量为25～100mmol/24h。

实验三十八　钠的酶法测定

【实验原理】

邻-硝基酚-β-D-半乳糖苷（ONPG）在钠依赖性β-D-半乳糖苷酶催化下生成邻-硝基酚和半乳糖。邻-硝基酚的生成量与样品中钠离子浓度呈正比。邻-硝基酚在碱性环境中呈黄色，可在405nm处监测吸光度升高速率，即可计算出钠离子的浓度。

【试剂与仪器】

1. 试剂

试剂Ⅰ（缓冲液/酶）

Tris缓冲液（pH 9.0）	450mmol/L
穴合剂（cryptand）	5.4mmol/L
β-D-半乳糖苷酶	≥800U/L

试剂Ⅱ（底物）：

Tris缓冲液（pH 9.0）	10mmol/L
ONPG	5.5mmol/L

校准液：低值校准液90mmol/L，高值校准液175mmol/L。

2. 仪器　全自动生化分析仪。

【操作步骤】

钠的酶法测定已有市售试剂盒，必须严格按照试剂盒说明书操作。下列主要参数与方法供参考：

反应类型	两点速率法
反应方向	反应吸光度上升
主波长	405nm
副波长	660nm
样品量	8μl
试剂Ⅰ	200μl
37℃保温300s后	
试剂Ⅱ	80μl

在405nm波长处监测吸光度的变化，记录第60s吸光度（A_1）和第180s吸光度（A_2）。

【数据记录】

【结果计算与分析】

$$\Delta A = A_1 - A_2$$

$$\text{血清钠浓度（mmol/L）} = \frac{\text{测定 }\Delta A}{\text{标准 }\Delta A} \times \text{钠标准液浓度}$$

【参考范围】

血清钠浓度为136～145mmol/L。

尿钠排泄量为130～260mmol/24h。

【注意事项】

1. 原试剂盒贮存在2～8℃，注意有效期。重组成试剂Ⅰ和试剂Ⅱ后，在2～8℃，可稳定2周。

2. 线性范围　钾的线性范围2～10mmol/L；钠的线性范围80～180mmol/L。如果测定结果超过线性范围，可用去离子水将血清作1∶1稀释，测定结果乘以2。

3. 干扰因素　氨浓度≥500μmol/L，甘油三酯浓度≥8 mmol/L时可影响测定结果。

4. 试剂中加入掩蔽剂穴状化合物，可使血清中钠离子浓度降至55mmol/L，K^+/Na^+选择性可提高至600:1，从而消除钠离子的干扰。

5. 许多生化试剂中含有钾离子或钠离子，在做钾、钠测定时，注意分析仪通道间的交叉污染。钾钠联合测定时，应将钾编排在钠以前。

实验三十九　硫氰酸汞比色法测定血清氯化物

【实验原理】

利用硫氰酸汞中的汞与标本中的氯离子作用生成不易解离的氯化汞，并释放出相应量的硫氰酸离子$(SCN)^-$，$(SCN)^-$与试剂中的Fe^{3+}结合，生成橙红色的硫氰酸铁$Fe(SCN)_3$，在460nm波长处比色，可定量测出标本中的氯含量，其反应式如下：

$$Hg(SCN)_2 + 2Cl^- \longrightarrow HgCl_2 + 2(SCN)^-$$

$$3(SCN)^- + Fe^{3+} \longrightarrow Fe(SCN)_3 \text{（橙红色络合物）}$$

【试剂与仪器】

1. 100mmol/L氯化物标准液　将氯化钠（AR）置110～120℃烘箱中干燥4h，取出置干燥器中至恒重，准确称取经恒重的氯化钠5.845g，置1L容量瓶中，加去离子水溶解后定容至1000ml。

2. 饱和硫氰酸汞溶液　称取硫氰酸汞2.0g，溶于去离子水1L中，室温放48h，并经常摇动，取上清液应用。

3. 硝酸汞溶液　称取硝酸汞6.0g，溶解于去离子水50ml中，加入浓硝酸lml，并用去离子水稀释至100ml。

4. 显色应用液　称取硝酸铁$[Fe(NO_3)_3 \cdot 9H_2O]$ 13g，加去离子水约400ml溶解，再加入浓硝酸1.5ml、饱和硫氰酸汞溶液500ml和硝酸汞溶液5ml，最后用去离子水稀释至1000ml，用塑料瓶存放，置室温保存。

5. 空白试剂　称取硝酸铁13g，溶于去离子水400ml中，加浓硝酸1.5ml，再用去离子水稀释至1000ml。

6. 分光光度计，微量加样器等。

【操作步骤】

取16mm×100mm试管4支，按表10－1操作。

表 10－1　硫氰酸汞比色法测定氯化物操作步骤

加入物（ml）	试剂空白管	标准管	测定空白管	测定管
去离子水	0.05	—	—	—
血清	—	—	0.05	0.05
氯标准液	—	0.05	—	—
空白试剂	—	—	3.0	—
显色应用液	3.0	3.0	—	3.0

按表 10－1 步骤混匀加入物，置室温 10min，以试剂空白管调零，在 460nm 波长处比色，分别读取各管吸光度。

【数据记录】

【结果计算和分析】

$$氯化物（mmol/L）=\frac{测定管吸光度-测定空白管吸光度}{标准管吸光度}\times 100$$

【结果报告】

【参考范围】

见实验三十六。

【临床意义】

见实验三十六。

【注意事项】

1. 本法对氯离子并非特异，其他一些卤族元素如 F^-、Br^-、I^- 与之起同样呈色反应。但在正常人血液中，上述元素含量较低，故可忽略不计。若接受大量含上述离子药物治疗时，可使血清中氯测定结果偏高。

2. 显色液的呈色强度与硫氰酸汞和硝酸汞的含量有关。如呈色过强，线性范围在125mmol/L以下，要增加硝酸汞的用量，使其色泽在460nm波长，10mm光径比色杯测定，吸光度值在0.4左右为宜。

3. 本法校正曲线不通过零点，但汞离子调控适当，则氯离子在70～140mmol/L范围线性良好（此范围可满足临床需要）。

4. 本法呈色温度不低于20℃，室温过低易产生浑浊，影响比色。

5. 本法适用于自动化分析仪，其重要参数如下：

样品用量	0.01ml
试剂用量	1.0ml
反应时间	5min
波长	460nm
反应温度	37℃

【方法评价】

1. 线性范围80～120mmol/L，若高于此线性时，应将血清用蒸馏水进行1∶1稀释后进行重测，其结果乘以2。

2. 温度对呈色的影响　吸光度会随温度升高而增高，故本法测定时必须同时做标准管。

3. 精密度　批内 *CV* 平均为0.777%，批间 *CV* 平均为1.34%。

4. 回收率　低、中、高标准回收率分别为101%、97%、102.5%，平均回收率为100.1%。

5. 干扰试验　胆红素达到225.7μmol/L时，结果增加2.9%，加入Hb达到5g/L时，结果增加3.3%；β-脂蛋白达到15.94g/L和17.0g/L时，结果分别增加4.3%和7.8%。

实验四十　硝酸汞滴定法测定血清氯化物

【实验原理】

用标准硝酸汞滴定血清（浆）、尿液或脑脊液中的氯离子，生成可溶解而不解离的氯化汞。

$$Hg(NO_3)_2 + 2NaCl \longrightarrow HgCl_2 + 2NaNO_3$$

当达到终点时，过量硝酸汞中的汞离子，即可与指示剂二苯卡巴腙作用，生成淡紫红色的络合物。根据硝酸汞的用量可推算出氯化物的浓度。

【试剂与仪器】

1. 1.0mol/L 硝酸溶液　取浓硝酸（AR，比重 1.42）63ml 加到去离子水约 300ml 中，然后稀释至 1000ml，再以酚酞为指示剂，用标准氢氧化钠溶液滴定，然后校正使其恰为 1.0mol/L。

2. 硝酸汞溶液　称取硝酸汞（AR）0.875g，溶于含有去离子水约 200ml 及 1mol/L 硝酸 20ml 的混合液中，再以去离子水稀释至 500ml。

3. 100mmol/L 氯化钠标准应用液　将氯化钠（AR）置 110～120℃烘箱中干燥 4h，取出置干燥器中至恒重，准确称取经恒重的氯化钠 5.845g，置 1L 容量瓶中，加去离子水溶解后定容至 1000ml。

4. 指示剂　称取二苯卡巴腙 0.1g，溶于 100ml 的 95% 乙醇中，盛于棕色瓶中，置冰箱保存，可用 1 个月。

5. 钨酸蛋白沉淀剂　取 1mol/L 硫酸 50ml，100g/L 钨酸钠 150ml，85% 浓磷酸 0.15ml，加蒸馏水 2500ml 混匀，贮存在塑料瓶内。

6. 微量滴定管，微量加样器，试管等。

【操作步骤】

1. 用血清直接测定　在试管中加入血清（浆）、尿液或脑脊液 0.1ml，加去离子水 1ml，指示剂 2 滴，混合，此时出现淡红色。用硝酸汞溶液以微量滴定管进行滴定，边滴定边混匀，直至出现不消褪的淡紫色为终点，记录硝酸汞溶液用量（ml）。在另一试管中加入氯化物标准应用液 0.1ml 于试管内，加入指示剂 2 滴，如标本一样滴定，记录硝酸汞溶液用量（ml）。

2. 血滤液滴定法　如果标本严重溶血、黄疸或浑浊时，用直接法难以观察滴定终点，此时应采用血滤液滴定法。可取血清 0.2ml 于小试管内，加入钨酸蛋白沉淀剂 1.8ml，边加边摇，放数分钟后离心，取血滤液 1ml 于试管中加入指示剂 2 滴，如上法一样滴定至出现不消褪的淡紫色，记录硝酸汞溶液的用量（ml）。

【数据记录】

【结果计算和分析】

$$\text{血清（浆）氯化物（mmol/L）} = \frac{\text{滴定标本用去硝酸汞溶液量（ml）}}{\text{滴定标准液用去硝酸汞溶液量（ml）}} \times 100$$

尿液、脑脊液氯化物计算同血清。

24h 尿液氯化物含量（mmol）= 尿氯化物（mmol/L）×24h 尿量（L）

【结果报告】

【参考范围】

见实验三十六。

【临床意义】

见实验三十六。

【注意事项】

1. 取血后应尽快将血清分离，避免红细胞内氯离子发生转移而使血浆氯化物测定结果偏高。

2. 试验所用器皿必须干净，试验用水必须是去离子水，微量滴定管固定专用，保证结果准确一致。

3. 指示剂 用于氯化物测定的二苯胺脲指示剂有两种：一种为二苯卡巴腙（diphenylcarbazone），这种指示剂终点明显、稳定；另一种为二苯卡巴肼（diphyenylcarbazide），这种指示剂终点不太明显，变色迟缓。就灵敏度而言，前者比后者约高 3 倍，故应选择前者。配好的指示剂不稳定，曝光后更易变质，故必须置棕色瓶中，避光保存。

4. 硝酸汞易潮解，称取时要迅速，配制时必须先加去离子水和硝酸溶解，否则易形成氯化汞之沉淀。加入硝酸的浓度与量必须严格控制，过多过少均影响终点。

5. pH 对显色的影响 此法滴定的标本应为弱酸性（pH 6.0 左右），滴定终点明显。若标本偏碱（如碱性尿），加指示剂后出现红色，应加稀硝酸数滴，使红色消失，再行滴定，但过酸（pH 4.0 以下）终点也不明显。

6. 脑脊液、尿液标本如浑浊或含有血液，应先离心后取上清液进行滴定。

7. 氯化钠（AR）需置于 120℃ 烘箱中至少 15h，使其干燥。

【方法评价】

1. 线性范围 本法线性范围的上限为 140mmol/L。线性回归方程为 $y = 1.066x - 3.589$。

2. 精密度　批内 *CV* 为 1.27%；批间 *CV* 为 2.13%。

3. 回收率　本法测定低值和高值回收样品，测得回收率分别为 103.72% 和 96.3%，平均回收率为 100.01%。

4. 干扰试验　当胆红素 < 171.0μmol/L，血红蛋白 < 4.0g/L 时对本法均无明显的干扰作用。

5. 硝酸汞滴定法作为血清氯测定常规方法之所以能沿用至今，是由于它有较宽的线性范围，较好的回收率，且与参考方法（库仑电量法）相关性好，基本上能满足临床化学分析的需要。但由于其精密度较差，是目测判断滴定终点的随机误差较大所致，故国外学者不推荐此方法作为氯测定的常规方法。

实验四十一　酶法测定二氧化碳

【实验原理】

在磷酸烯醇式丙酮酸羧化酶（PEPC）的催化下，血浆（清）中的碳酸氢根和磷酸烯醇式丙酮酸（PEP）反应，生成草酰乙酸和磷酸，草酰乙酸再在苹果酸脱氢酶（MDH）作用下，加氢生成苹果酸，消耗了 NADH，在 340nm 处吸光度的降低与样品中 HCO_3^- 含量成正比，反应式如下：

$$\text{磷酸烯醇式丙酮酸} + HCO_3^- \xrightarrow{PEPC} \text{草酰乙酸} + \text{磷酸}$$

$$\text{草酰乙酸} + NADH + H^+ \xrightarrow{MDH} \text{苹果酸} + NAD^+$$

【试剂与仪器】

1. 试剂（试剂成分和反应液中参考浓度）

Tris - HCl 缓冲液	50mmol/L
PEP	1.8mmol/L
PEPC	≥300U/L
MDH	≥1250U/L
NADH	>0.3mmol/L
硫酸镁	10mmol/L
草氨酸钠	2.5mmol/L
反应液 pH	8.0 ±0.15

此试剂用煮沸去除 CO_2 的蒸馏水复溶，复溶后的试剂加盖存放在 4℃ 冰箱中可用数小时。

HCO_3^- 标准液：30mmol/L。

2. 仪器　具有 340nm 波长和恒温装置的分光光度计，或生化自动分析仪。

【操作步骤】

1. 标本处理　采集静脉血 2ml，置于含有石蜡油的肝素抗凝剂的试管中，混匀，迅速分离血浆，及时进行测定。

2. 手工法测定　取试管3支，标明测定、标准和空白管，然后按表10－2进行操作。

表10－2　酶法测定操作步骤

加入物	测定管	标准管	标本空白管
酶试剂	2.0	2.0	—
HCO_3^- 标准液	—	0.01	—
血浆（清）	0.01	—	0.01
蒸馏水	—	—	2.0

按表10－2步骤混匀加入物，放37℃孵育5min，以蒸馏水调零，在340nm波长，10mm光径比色杯，分别读取各管的吸光度。

3. 生化自动分析法　准备好复溶试剂和待测样品及标准液，然后根据仪器不同性能，设置不同特定参数，具体操作步骤见各型全自动生化分析仪操作说明书。

【数据记录】

【结果计算和分析】

按下列计算出 HCO_3^- 含量：

$$HCO_3^-\ (\text{mmol/L}) = \frac{\text{试剂空白吸光度}-\text{样品吸光度}}{\text{试剂空白吸光度}-\text{标准吸光度}} \times 30\text{mmol/L}$$

【结果报告】

【参考范围】

HCO_3^-：22～34mmol/L，建议每个实验室用自己的试剂及仪器，建立本地区男女正常参考值范围。

成人 HCO_3^-：20～29mmol/L；儿童 HCO_3^-：18～27mmol/L。

【临床意义】

1. 增高　代谢性碱中毒，如幽门梗阻、库欣综合征和服碱性药物过多等。呼吸性酸中毒，如呼吸中枢抑制、呼吸肌麻痹、肺气肿、支气管扩张和气胸等。

2. 降低　代谢性酸中毒，如严重腹泻、肾功能衰竭、糖尿病和服酸性药物过多等。慢性呼吸性碱中毒时，由于长时间呼吸加快，肺泡中 PCO_2 减低，肾小管代偿性 HCO_3^- 排出增多。

【注意事项】

1. 整个过程要防止 CO_2 气体的混入。

2. 在收集标本时，应严格做好密封工作，以最大限度地减少干扰。复溶试剂时应采用新鲜煮沸的去 CO_2 蒸馏水（pH＞6.5），复溶后应加盖密封保存于 2～8℃，应用时应置于小口试剂瓶中并立即使用。

3. 对于严重脂血、溶血和黄疸标本应做标本空白管以消除干扰。

4. 需使用肝素抗凝。不宜使用草酸盐、柠檬酸盐和 EDTA 作抗凝剂。

5. 可用草氨酸钠消除内源性丙酮酸和 LD 的干扰。

实验四十二　血气酸碱分析仪测定 PO_2、PCO_2 和 pH

【实验原理】

血气分析仪是通过对人体血液的二氧化碳分压（PCO_2）、氧分压（PO_2）、酸碱度（pH）进行定量测定来分析和评价人体血液酸碱平衡状态和气体运输状态的仪器，其测定结果是一组参数，生产厂家众多，仪器型号及自动化程度不同，然而血气分析仪都是直接测定血液的 pH、PCO_2 及 PO_2 三项基本数据，参照血液血红蛋白及体温等数据，带计算机的全自动血气分析仪将三项测定的结果与输入的数据换算成 10 多项血气参数，以打印的形式报告。

【试剂与仪器】

1. 仪器　自 20 世纪 50 年代第一台血气分析仪问世后，经过几代的发展，日趋完善。其核心是三个电极：

（1）pH 电极　由玻璃电极、参比电极与两个电极间的液体组成。标本中的氢离子与玻璃电极膜中的金属离子交换产生与氢离子成比例的跨膜电位，与甘汞参比电极组成的原电池测量，以 pH 的形式输出，灵敏度可达 pH 0.001。

（2）PCO_2 电极　是 pH 测定的特殊应用，在敏感的 pH 玻璃电极外面加一层碳酸氢盐溶液，碳酸氢盐与标本之间是一层聚四氟乙烯膜，它能选择性地透过 CO_2 分子。血液中

CO_2分子通过膜与碳酸氢盐平衡改变了pH而被测定，再换算成PCO_2报告。

(3) PO_2电极　由一根金属铂的阴极，其暴露端与Ag/AgCl阳极之间是含KCl的磷酸盐缓冲液作盐桥，电极外履盖的膜是选择性通透O_2的聚丙烯膜。在铂丝阴极外加-0.65V极化的直流电压，当试样中的O_2透过膜扩散到铂阴极表面时被还原，所产生的电解电流与PO_2成正比。

2. 试剂

(1) 缓冲液Ⅰ，也称定标液，pH 7.383左右，与血液生理值相近。缓冲液Ⅱ称斜标液，pH 6.841左右，作两点（斜率）定标用。

(2) 冲洗/清洁液，包括：①冲洗液（rinse solution），带有表面活性剂与防腐剂；②清洁液（cleaning solution），清洁管道用；③去蛋白液（deproteinizing solution），是含蛋白酶的溶液，定期使用以清除管道内黏附的血浆蛋白质。

(3) 参比电极（内充）缓冲液，即4mol/L氯化钾溶液，在参比电极保养时经常更换。

(4) 电极（填充）缓冲液，在氧电极、二氧化碳电极保养时更换。

3. 气体　对气体的要求因各厂家仪器型号不同而略有差异。一般一点定标用气体含$CO_2$5%、$O_2$20%，其余为N_2；两点定标用气体含$CO_2$10%，其余为N_2。

【操作步骤】

1. 标本的采集　血气分析标本大多用动脉血，也可用动脉化毛细血管血。抗凝剂用1000U/ml肝素钠。动脉采血前，用干燥空针抽吸肝素湿润内腔，推出多余肝素，留下空针死腔中约0.1ml。穿入动脉后，由于动脉压力可使针筒活塞自动上升，采完后离体的针头立即刺入一橡皮塞，使血液与空气隔绝，针筒在两手掌间轻搓混匀后及时送检，室温下应在30min内测定，存4℃也不宜超过2h。

2. 测定　自动化血气分析仪是24h开机的，能定时自动定标。状态正常的仪器随时处于待命状态，一旦有标本即可上机。

(1) 测定前将标本再次混匀，打开进样器，自动或手动进样，进样前挤去针筒头部血液少许。若用毛细血管血，则选择毛细管方式进样。注意，血液必须无凝块，否则会造成细小管道的堵塞。

(2) 输入数据例如：①大气压（PB），现今大部分仪器能自动测量无需输入；②患者体温，患者体温每升高1℃，血液pH可下降0.0147；③患者Hb值，部分仪器也能自动测定Hb；④吸入氧浓度（$FIO_2\%$），若医生注明吸入氧浓度单位为L/min，则按以下公式换算为%浓度输入：$L/min \times 4 + 21 = FIO_2\%$；⑤呼吸商（RQ），大部分仪器已用0.8~0.85设定，可不予更改。

(3) 仪器自动测量，打印出结果，发出报告。

(4) 仪器再度处于待命状态，随时接受下一个标本。

【参考范围】

1. pH　参考值7.35~7.45，极值<6.8或>7.8。pH值有它的局限性，只能决定是否有酸血症或碱血症，pH正常并不能排除酸碱失衡。而且单凭pH不能区别是代谢性还是呼吸性酸碱失衡。

2. 二氧化碳分压（PCO_2）　指物理溶解在血浆中的 CO_2 张力。动脉血 PCO_2 均值为 5.32kPa（40mmHg）。参考值：4.65～5.98kPa（35～45mmHg）；极值 <1.33kPa（10mmHg），>17.29kPa（103mmHg）；<4.64kPa（35mmHg）为低碳酸血症；>5.98kPa（45mmHg）为高碳酸血症。

3. 氧分压（PO_2）　指血浆中物理溶解 O_2 的张力。动脉血 PO_2 参考值为 10.64～13.3kPa（80～110mmHg），低于7.31kPa（55mmHg）即有呼吸衰竭。氧分压低，使脑血流量增加（脑血管扩张）减轻脑组织缺氧，氧分压低于4kPa（30mmHg）以下即有生命危险。

4. 血氧饱和度（SaO_2）和血红蛋白50%氧饱和度时氧分压（P_{50}）SaO_2 指在一定的 PO_2 下，HbO_2 占全部 Hb 的百分比值。P_{50} 指 Hb 氧饱和度为50%时的氧分压。P_{50} 可反映血液运输的能力以及 Hb 对氧的亲和力。P_{50} 增加，提示氧离解曲线右移，氧与 Hb 亲和力降低，Hb 易释放氧。P_{50} 降低，提示氧离解曲线左移，氧与 Hb 亲和力增加，Hb 易结合氧。因此 P_{50} 降低时，尽管 SaO_2 较高，而实际上组织同样缺氧。SaO_2 参考值为差值：91.9%～99%，P_{50} 参考值为3.5kPa（26.6mmHg）。

5. 二氧化碳总量（TCO_2）　指血浆中所有各种形式存在的 CO_2 的总量，其中大部分（95%）是 HCO_3^- 结合形成，少量是物理溶解的 CO_2（5%），还有极少量是以碳酸、蛋白质氨基甲酸酯等形式存在。参考值24～32mmol/L，均值28mmol/L。

6. 实际碳酸氢根（AB）和标准碳酸氢根（SB）　AB 指患者实际血浆中的 HCO_3^- 含量。SB 指体温37℃时，PCO_2 在5.32kPa（40mmHg）、Hb 在100%氧饱和条件下所测出的 HCO_3^- 含量，即排除呼吸因素改变对它的影响。AB 是体内代谢性酸碱失衡的一个重要指标。由于其可因原发性代谢性酸碱紊乱而改变，也可因呼吸性酸碱紊乱的 PCO_2 变化而继发性改变，因而其含量受到呼吸因素改变的影响。SB 是除去呼吸因素的影响，在特定条件下计算出，所以使 SB 的增减反映代谢因素。若把 AB 与 SB 这两个指标结合起来分析，在酸碱平衡诊断上有一定参考价值。AB 与 SB 均正常，为酸碱内稳正常。AB 与 SB 均低于正常，为代谢性酸中毒（末代偿）。两者均高于正常，为代谢性碱中毒（末代偿）。AB > SB 为呼吸性酸中毒。AB < SB 为呼吸性碱中毒。AB 参考值：21.4～27.3mmol/L，均值24mmol/L。SB 参考值：21.3～24.8mmol/L，均值23mmol/L。

7. 缓冲碱（BB）　是全血中具有缓冲作用的阴离子总和。由血浆缓冲碱（BBp）、全血缓冲碱（BBb）、细胞外液缓冲碱（BBecf）和正常缓冲碱（NBB）几种形式组成。由于 BB 指标不仅受血浆蛋白和 Hb 的明显影响，而且还受呼吸因素及电解质的影响。因此，目前认为它不能确切反映代谢酸碱内稳情况。

8. 剩余碱（BE）　指血液 pH 偏酸或偏碱时，在标准条件下（温度37℃、一个大气压、PCO_2 5.32kPa、Hb 完全氧合），用酸或碱将1L血液的 pH 调到7.40所需加入的酸或碱量，亦即 fiBB。BE 同样可分为 BEp、BEb、BEecf。BE 能表示血浆、全血或细胞外液碱储量增加或减少的量。在 BE 前加“+”号为碱超，说明缓冲碱增加；在 BE 前加“-”号为碱缺，说明缓冲碱减少。因此 BE 是酸碱内稳态中反映代谢因素的一个客观指标。BE 参考值为 -3～+3mmol/L。

9. 肺泡-动脉氧分压差（$A-aDO_2$）　是肺泡气氧分压与动脉血氧分压之间的一个差值。它是判断肺换气功能正常与否的一个依据。在心肺复苏中，$A-aDO_2$ 是反映预后的一个重要指标。当 $A-aDO_2$ 显著增大时，反映肺淤血和肺水肿，肺功能可严重减退。正常情况下也存在一定量 $A-aDO_2$，吸空气时为 2.66kPa（20mmHg）以下，吸纯氧时低于 6.65kPa（50mmHg）。儿童为 0.66kPa（5mmHg），正常年轻人平均为 1.06kPa（8mmHg），随年龄增长而上升。60～80 岁可达 3.2kPa（24mmHg），但一般不超过 4kPa（30mmHg）。

【仪器的维护保养】

不同类型的仪器有不同的特点和性能，但也有共同的要求。为使测定结果准确可靠，除应严格按照各仪器的操作规程进行操作、校正和测定外，还应注意维护保养，否则测定结果会受到影响。

1. 每天维护　检查各试剂量是否充足，气体压力是否在规定范围内。倒掉废液瓶，擦去血迹等。

2. 每周维护　用清洁液、去蛋白液清洁管道。

3. 每月或每季对电极的保养

（1）pH 电极　其电极芯为 Ag/AgCl 电极，其中灌注内缓冲液，留有一小气泡。此气泡不宜过大，使用过程中如气泡增大说明密封不好，有渗漏现象，不能使用。电极用久后可能老化，使反应低下甚至不能正常工作，就需更换新电极。由于血浆蛋白对电极污染出现反应异常，可用去蛋白液漫泡半小时，然后用 pH 7.383 缓冲液中洗涤。若仍无改善，可检查参比电极，更换内充液和参比电极膜。

（2）PCO_2 电极　其性能基本同 pH 电极，所不同的是 PCO_2 电极需装尼龙网及渗透膜和注入外缓冲液（也有些仪器尼龙网已固定在电极玻璃膜上，只要更换渗透膜）。渗透膜应平整，不能有皱纹、裂缝和针眼，并需保持清洁。渗透膜及尼龙网与敏感玻璃膜紧贴，不能夹有空气，否则可致反应速度变慢，显示不稳定，引起测定误差。定期更换电极外（或内）填充液（缓冲液），外缓冲液不宜装得过满，应留有小气泡，使温度升高时有膨胀余地，以免电极膜变形影响测定结果。用随机所带清洁剂清洗电极。如换缓冲液后电极反应低下，则更换渗透膜。

（3）PO_2 电极　用久后其阴极端的磨砂玻璃上会有 Ag 或 AgCl 沉积，使电极灵敏度改变，最好在细砂纸上滴上几滴 PO_2 电极外缓冲液，磨去沉积，用外缓冲液洗净。渗透膜及电极外缓冲液要定期更换，方法与 PCO_2 电极同。

（4）参比电极　pH 测量系统的故障大多数是参比电极影响所致，因而参比电极的安装和更换很重要。KCl 溶液易渗出产生结晶。电极膜及电极套要定期更换。

【注意事项】

1. 为使仪器始终处于稳定的工作状态，有利于对电极的保护，应使仪器 24h 开机运转。由于种种原因不能 24h 开机时，开机后应待仪器预热到 37℃1～2h 后再使用，否则可能出现明显的漂移现象。

2. 血气分析的重要影响因素是标本，有时标本因素引起的误差大于仪器因素。标本用肝素抗凝，无凝块；动脉血标本不能接触空气，不能含气泡，及时送检。

3. 测定前血标本必须充分混匀，特别对那些能测定 Hb 的全自动血气分析仪更应注意，否则 Hb 浓度既测不准确又缺乏重现性。由于 Hb 的测定误差，所以也影响到了剩余碱、氧饱和度、氧含量等结果的可靠性。

4. 患者体温、Hb 浓度、吸入氧浓度等数据必须正确输入，否则对测定结果有较大影响。

5. 定期定时做好仪器的质量控制，仪器生产厂家一般都可提供商品质控物，分 3 个或 2 个不同浓度，可按规定进行。如遇到失控情况，注意观察和寻找原因，及时保养仪器、更换电极膜等。

【思考题】

1. 严重溶血的标本，对血清氯化物、血钾测定有什么影响？为什么？

2. 采集血气分析的标本应注意哪些问题？

3. 如何进行血气分析仪的保养？

4. 某患者的血气测定结果如下：HCO_3^- 40mmol/L，PCO_2 50mmHg（6.65kPa），pH7.38，据此可诊断为（　　）

A. 失代偿性代谢性酸中毒　　B. 代偿性代谢性酸中毒

C. 失代偿性呼吸性酸中毒　　D. 代偿性呼吸性酸中毒

E. 失代偿性代谢性碱中毒

5. 某患者血气分析与电解质测定结果为：Na^+ 140mmol/L，K^+ 3mmol/L，Cl^- 87mmol/L，HCO_3^- 28mmol/L，PCO_2 4kPa，pH7.60，据此可诊断为（　　）

A. 呼吸性碱中毒伴代谢性酸中毒　　B. 代谢性碱中毒伴呼吸性酸中毒

C. 呼吸性碱中毒伴代谢性碱中毒　　D. 代谢性酸中毒伴呼吸性酸中毒

E. 呼性酸中毒伴代谢性碱中毒

第十一章　钙、磷和微量元素测定

钙、磷在体内含量较高且具有广泛的生理功能，它们在体内的分布及代谢状况是诊断和治疗某些疾病的重要依据。微量元素（trace elements）指含量占体重 0.01% 以下的元素。尽管在体内含量极低，但其广泛的生物学作用和临床意义日益受到人们的重视，这些物质的检验也为临床工作者提供了有益的帮助。

血钙主要存在于血浆中，血浆中钙含量约为 2.1mmol/L（8.4～10.2mg/dl），分非扩散钙和可扩散钙两种形式，非扩散钙是指与血浆蛋白相结合的钙（结合钙），约占血浆总钙的 45%；可扩散钙包括离子钙和络合钙（与柠檬酸结合的钙），约占血浆总钙的 55%，离子钙为发挥生理活性的部分。血钙的测定分总钙测定和离子钙测定法。前者包括同位素稀释质谱法、原子吸收光谱法、分光光度法和络合滴定法等。原子吸收光谱法是最常用的准确测定血浆总钙含量的参考方法，但费用昂贵，不适于常规工作；分光光度法中以甲基麝香草酚蓝法和邻甲酚酞络合酮法最常用；络合滴定法简便易行，但终点判断受主观因素影响，有被淘汰趋势。离子选择电极法是测定离子钙的常用方法，现已在临床应用。本章主要介绍常规工作中常用的分光光度法——甲基麝香草酚蓝法和邻甲酚酞络合酮法。

血清中的无机磷主要是指两种磷酸盐阴离子：$H_2PO_4^-$，和 HPO_4^{2-}。由于这两种阴离子在不同的 pH 环境中能快速地相互转换，因此 $H_2PO_4^-$ 和 HPO_4^{2-} 在不同的 pH 环境中比例不同，从而不能确切地说出无机磷酸盐的分子量。目前测定血清无机磷酸盐多采用还原钼蓝法。本法常用的还原剂很多主要有：对苯二酚、硫酸亚铁或硫酸亚铁铵、氯化亚锡、邻苯二胺、米吐尔（N－甲基－对氨基苯酚硫酸盐）、维生素 C、1－氨基－2－萘酚－4－磺酸（1－amino－2－naphthol－4－sulfonic acid，ANS）等，以硫酸亚铁或米吐尔作还原剂的还原法由我国卫生部临床检验中心向全国推荐使用。其中硫酸亚铁（铵）还原法采用去蛋白滤液进行测定，许多作者常以此经典方法作为评价其他血清无机磷测定方法的参比方法；米吐尔直接显色法为单一试剂法，且不除蛋白，简便快速，精密度和准确度都达到较高的水平，故常用于常规检验工作。本章主要介绍此法。

铁是人体必需的微量元素。70kg 的人体含铁化合物中铁的总量约为 3270mg，占体重的 0.0047%。铁在体内分布很广，在血红蛋白、骨髓、肌红蛋白中分别占 67.58%、2.59%、4.15%；贮存铁约占 25.37%。铁排泄主要通过肾、粪便和汗腺完成。血清中铁的总量很低，成年男性约为 11～30μmol/L，成年女性约为 9～27μmol/L。这些存在于血清中的非血红素铁均以 Fe^{3+} 形式与运铁蛋白结合。所以在测定血清铁时，首先要使 Fe^{3+} 与运铁蛋白分离。目前，血清铁的测定缺少权威性方法。原子吸收法不仅仪器设备复杂，费用昂贵，而且可靠性不及分光光度法，很少被实验室用来做血清铁的常规分析。因此，比色法仍然是测定血清铁的主要常规方法，本章主要介绍亚铁嗪法测定血清总铁结合力与血清铁。

实验四十三 邻甲酚酞络合酮比色法测定血清总钙

【实验原理】

在碱性溶液中，在8－羟基喹啉存在情况下，血清钙与邻甲酚酞络合酮（O－cresolphthalein complexone，OCPC）发生反应生成紫红色络合物，显色后的吸光度与钙浓度符合Beer定律。与同样处理的钙标准液进行比色测定，可以求得血清总钙的含量。反应式如下：

$$Ca + OCPC \xrightarrow{pH=11} 紫红色络合物$$

【试剂与仪器】

1. 显色剂 称取8－羟基喹啉0.5g，置烧杯中，加浓盐酸5ml，使其溶解并转入500ml容量瓶中，再加入邻甲酚酞络合酮25mg，待完全溶解后，加Triton X－100 1ml，混匀，然后加去离子水定容至刻度，置聚乙烯塑料瓶内保存。

2. 1mol/L AMP碱性缓冲液 称取2－氨基－2－甲基－1－丙醇（2－amino－2－methyl－1－propanol，AMP）89.14g，置1L烧杯中，加去离子水500ml溶解，待完全溶解后，转入1L容量瓶中，加去离子水定容至刻度，置聚乙烯塑料瓶中保存。

3. 显色应用液 应用时等量混合上述两液。

4. 钙标准应用液（2.5mmol/L） 精确称取经110℃干燥12h的碳酸钙250mg，置1L容量瓶中，加稀盐酸（1份浓盐酸加9份去离子水）7ml溶解后，加去离子水约900ml，然后用500g/L醋酸铵溶液调pH至7.0，最后加去离子水定容至刻度，混匀。

5. 移液器或加样器。

6. 分光光度计。

【操作步骤】

1. 按表11－1步骤操作。

表11－1 OCPC法血清钙测定操作步骤

试剂（ml）	空白管	标准管	测定管
血清	—	—	0.05
钙标准液	—	0.05	—
去离子水	0.05	—	—
显色剂	4.0	4.0	4.0

2. 按表11－1充分混匀试剂，室温放置10min后用575nm波长比色，用空白管调零，分别读取各管吸光度。

【数据记录】

1. 标准管吸光度：

2. 测定管吸光度：

【结果计算和分析】

$$血清钙\ (mmol/L) = \frac{测定管吸光度}{标准管吸光度} \times 2.5$$

【结果报告】

【参考范围】

血清钙：成人 2.03 ~ 2.54mmol/L；儿童 2.25 ~ 2.67mmol/L。

【临床意义】

血钙主要存在于血浆中，正常情况下，血钙仅在极小范围内波动，其含量约为 2.1mmol/L（8.4 ~ 10.2mg/dl）。体内钙代谢主要通过神经体液进行调节，其中甲状旁腺素、降钙素和 1，25 -（OH）$_2$ - D$_3$ 是 3 种主要的体液调节因素。三者共同的作用使 Ca^{2+} 浓度严格维持在正常的恒定范围内。

1. 血清钙升高　常见于：甲状旁腺功能亢进症、维生素 D 过多症、多发性骨髓瘤、肿瘤的广泛转移、结节病引起肠道过量吸收钙从而使血钙升高。

2. 血清钙降低　可引起神经肌肉应激性增强，从而使手足搐搦，常见于甲状旁腺功能减退症、佝偻病与软骨病、吸收不良性低血钙、慢性肾炎尿毒症等。

【注意事项】

1. 邻甲酚酞络合酮既是一种金属络合染料，也是酸碱指示剂，其在酸性及中性溶液中无色，在碱性溶液中显紫色，其颜色受 pH 影响明显，故测定时应维持恒定的 pH。在 pH = 10.5 ~ 12 时，反应敏感性最好，所以常选用 pH = 11。

2. 镁离子与钙离子一样也可与邻甲酚酞络合酮发生反应生成紫红色络合物，因此，为防止镁离子干扰测定结果，溶液中加入一定量的 8 - 羟基喹啉以消除镁离子的作用。

3. 邻甲酚酞络合酮试剂灵敏度极高，所用器皿应避免钙的污染，试剂最好用聚乙烯塑料瓶盛装，且测定时最好用一次性使用的塑料管。如果条件不允许而用玻璃器皿时，一定要用稀盐酸泡洗，再用去离子水冲净后方可使用。

4. 本法适应于用血清或肝素抗凝的血浆标本，而避免应用钙螯合剂（EDTA - Na_2）及草酸盐作抗凝剂的标本。

5. 试剂的配制最好用高质量的去离子水或重蒸馏水。

【方法评价】

1. 本方法测定结果的精密度高，是国际推荐测定血钙的常规方法。钙浓度在1.25～5.0mmol/L范围内线性良好，且显色稳定，在显色后30min内吸光度无波动。

2. 变异系数 批内 $CV = 1.08\% \sim 1.60\%$，批间 $CV = 3.05\% \sim 4.12\%$；回收率 = 98%～101.5%，平均为99.75%。本法与原子吸收法比较（29份标本），相关系数 $r = 0.9645$，回归方程 $y = 0.9833x + 0.119$。

3. 血清钙测定最常见的干扰因素是胆红素、血红蛋白、脂质和镁。血清胆红素在342μmol/L、Hb 2000mg/L、三酰甘油4.3mmol/L和镁2.06mmol/L时均不影响测定结果。

4. 用来作血清钙测定的碱性缓冲液较多，常用的有二乙胺、AMP和2-乙氨基乙醇等。AMP所配制的缓冲溶液空白色浅，试剂稳定，有较好的应用效果。

5. 本法试剂单一，操作简便，既适用于手工操作，也适用于各种自动分析仪，而且灵敏度较高，分析时只需要样品25～50μl。

实验四十四 甲基麝香草酚蓝比色法测定血清总钙

【实验原理】

在碱性条件下，通过8-羟基喹啉消除镁、铜及镉离子对测定的干扰，血清钙与甲基麝香草酚蓝（methyl thymol blue，MTB）反应生成蓝色络合物，显色后的吸光度与钙浓度符合Beer定律。与同样处理的钙标准液进行比色测定，即可求得血清总钙的含量。反应式如下：

$$\text{Ca} + \text{MTB} \xrightarrow{\text{pH}=12} \text{蓝色络合物}$$

【试剂与仪器】

1. MTB溶液 称取MTB络合剂152mg，8-羟基喹啉650mg，聚乙烯吡咯烷酮（PVP）2.0g，溶于二甲亚砜100ml中，加去离子水定容至1000ml，调pH至3.8～4.0。

2. 碱性溶液 称取2-氨基-2-甲基-1，3-丙二醇21g，乙醇胺200ml，溶于去离子水并定容至1000ml，pH约为12.5。

3. 消色剂 称取乙二醇双（2-氨基乙醚）-四乙酸［ethylene glycol - bis（2 - aminoethylethen）N，N，N′，N′- tetraacetic acid，EGTA］500mg，2-氨基-2-甲基-1，

3－丙二醇2.1g溶于去离子水并定容至100ml。

4. 钙标准液（2.5mmol/L）配制方法同实验四十一。

5. 移液器或加样器。

6. 分光光度计。

【操作步骤】

1. 按表11－2操作。

表11－2　MTB法血清钙测定操作步骤

试剂（ml）	空白管	标准管	测定管
血清	—	—	0.05
钙标准液	—	0.05	—
去离子水	0.05	—	—
MTB溶液	1.50	1.50	1.50
碱性溶液	1.50	1.50	1.50

2. 按表11－2充分混匀试剂，室温放置5min后用波长612nm比色，以空白管调零，分别读取各管吸光度。

【数据记录】

1. 标准管吸光度：

2. 测定管吸光度：

【结果计算和分析】

$$\text{血清钙（mmol/L）}=\frac{\text{测定管吸光度}}{\text{标准管吸光度}}\times 2.5$$

【结果报告】

【参考范围】

血清钙：成人2.08～2.60mmol/L（8.3～10.4mg/dl）；儿童2.23～2.80mmol/L

（8.9~11.2mg/dl）。

【临床意义】

血钙主要存在于血浆中，正常情况下，血钙仅在极小范围内波动，其含量约为2.1mmol/L（8.4~10.2mg/dl）。体内钙代谢主要通过神经体液进行调节，其中甲状旁腺素、降钙素和1，25－（OH）$_2$－D$_3$是三种主要的体液调节因素。三者共同的作用使Ca^{2+}浓度严格维持在正常的恒定范围内。

1. 血清钙升高　常见于甲状旁腺功能亢进症、维生素D过多症、多发性骨髓瘤、肿瘤的广泛转移、结节病引起肠道过量吸收钙从而使血钙升高。

2. 血清钙降低　可引起神经肌肉应激性增强，从而使手足搐搦，常见于甲状旁腺功能减退症、佝偻病与软骨病、吸收不良性低血钙、慢性肾炎尿毒症等。

【注意事项】

1. MTB既是一种优良的金属络合剂，也是酸碱指示剂。其水溶液在pH 6.5~8.5为浅蓝色，在10.5~11.6为灰色，在12.7以上为深蓝色。为保证测定结果的精密度和准确度，必须在强碱性环境进行显色反应（常采用pH＝12±0.3）。

2. MTB溶液在pH＜4.0的酸性条件下稳定，而在碱性条件下不稳定，在空气中易逐渐氧化褪色，故显色剂不宜长期保存，应现用现配。

3. 为防止微量钙和其他金属离子的污染，玻璃器材使用前必须严格清洗。

4. EGTA能螯合钙，消除钙质与MTB的显色反应，是常用的消色剂。主要用于消除干扰实验。在具体操作中测定管和空白管加显色剂后测量吸光度值，然后各加消色剂0.02ml，以空白管调零，在612nm波长处重测吸光度值。若此吸光度值在0.01以下，表示无干扰物存在。若此吸光度值较高，表示有干扰，应从原来测定管的吸光度值中减去此值，以消除干扰得到校正吸光度值。

5. 避免标本溶血。

6. 高脂血症时，亦可在测定管中加消色剂0.02ml以消除干扰。

【方法评价】

1. 本方法显色稳定，显色后120min吸光度无波动。线性范围在3.75mmol/L（15mg/dl）以下符合Beer定律。混合血清重复测定20次，变异系数*CV*为1.02%，回收率可达99%~101%。

2. 血清胆红素含量在68.4μmol/L以下时对结果无影响，但大于68.4μmol/L时结果偏低，当胆红素含量达到85.5μmol/L时结果偏低35.8%，呈负干扰。

3. 溶血标本对结果呈正干扰，当Hb含量达2.5g/L时，结果偏高8%，Hb为5g/L时，结果偏高17.5%。

4. 甘油三酯在3.39mmol/L不影响测定结果，比色液不发生混浊现象。

5. 与Corning 940型钙分析仪和全套进口试剂作对比实验，相关系数$r=0.9613$，回归方程$y=0.921x+0.767$。

实验四十五　磷钼酸法测定血清无机磷

【实验原理】

在酸性条件下，使用聚山梨酯－80 消除蛋白质的干扰，血清磷与钼酸铵反应生成磷钼酸络合物，后者在对甲氨基酚硫酸盐作用下还原生成钼蓝，与同样处理的磷标准液进行比色测定，即可求得血磷的含量。反应式如下：

$$(NH_4)_2MoO_4 + H_2SO_4 \longrightarrow H_2MoO_4\ (\text{钼酸}) + (NH_4)_2SO_4$$

$$12H_2MoO_4 + H_3PO_4 \longrightarrow H_3PO_4 \cdot 12MoO_3\ (\text{磷钼酸}) + 12H_2O$$

$$H_3PO_4 \cdot 12MoO_3 + \text{米吐尔（还原剂）} \longrightarrow MoO_5 + Mo_2O_3\ (\text{钼蓝})$$

【试剂与仪器】

1. 钼酸铵溶液　取浓硫酸 3.3ml 放于去离子水 50ml 中，再加钼酸铵 0.2g，溶解后加 Tween－80 0.5ml，用去离子水定容至 100ml。

2. 米吐尔溶液　称取米吐尔 2g，加入去离子水 80ml 中溶解，加无水硫酸钠 5g，用去离子水定容至 100ml。

3. 显色液　取钼酸铵液 10ml，米吐尔液 1.1ml 混合即可使用。

4. 磷标准贮存液（32.2mmol/L）　称取无水磷酸二氢钾 4.39g，加少量去离子水溶解后移入 1L 容量瓶中，并定容至刻度，再加入氯仿 2ml 防腐；置 4℃ 冰箱贮存。

5. 磷标准应用液（1.29mmol/L）　取磷标准贮存液 4ml，加入 100ml 容量瓶中。以去离子水定容至刻度，再加入氯仿 1ml 防腐，置 4℃ 冰箱中保存。

6. 移液器或加样器。

7. 恒温水浴锅。

8. 分光光度计。

【操作步骤】

1. 按表 11－3 操作。

表 11－3　钼蓝法血清磷测定操作程序

试剂（ml）	空白管	标准管	测定管
血清	—	—	0.1
磷标准液	—	0.1	—
去离子水	0.1	—	—
显色剂	4.0	4.0	4.0

2. 按表 11－3 充分混匀试剂，置 37℃ 水浴 10min 后用 650nm 波长比色，以空白管调零，分别读取各管吸光度。

【数据记录】

1. 标准管吸光度：
2. 测定管吸光度：

【结果计算和分析】

$$血清磷（mmol/L）=\frac{测定管吸光度}{标准管吸光度}\times 1.29$$

【结果报告】

【参考范围】

血清磷：
成人 0.97 ~ 1.62mmol/L（3 ~ 5mg/dl）；儿童 1.45 ~ 2.10mmol/L（4.5 ~ 6.5mg/dl）。

【临床意义】

1. 血清磷升高

（1）重吸收增加　甲状旁腺功能减退，由于甲状旁腺素分泌减少，肾小管对磷的重吸收增强从使血磷增高。

（2）排泄障碍　慢性肾炎晚期、尿毒症等磷酸盐排泄障碍从而使血磷升高。

（3）肠道吸收过多　如摄入维生素 D 过多，能促进肠道的钙、磷吸收，使血清钙、磷含量升高。

（4）其他　多发性骨髓瘤、淋巴瘤、白血病及骨折愈合期等可使血磷升高。

2. 血磷降低

（1）减少　如甲状旁腺功能亢进，肾小管重吸收受抑制，尿磷排泄增多，血磷降低；肾小管变性病变时（Fanconi 综合征），肾小管重吸收磷功能发生障碍，血磷偏低；长期服某些制酸类药物，因含有 Mg（OH）$_2$ 或 Al（OH）$_3$，其能与磷结合，生成不溶性磷酸盐，抑制磷吸收，也可使血磷降低。

（2）肠道吸收减少　维生素 D 缺乏所致的软骨病与佝偻病，伴有继发性甲状旁腺增生，使尿磷排泄增多从而使血磷降低。

（3）利用增加　碳水化物吸收利用时，葡萄糖进入细胞内被磷酸化，磷可降低。

【注意事项】

1. 本法适应于血清或肝素抗凝的血浆标本。应避免使用枸橼酸盐、EDTA 和草酸盐作抗凝剂，因为它们能干扰磷钼酸络合物的形成，以至不易显色。

2. 避免标本溶血。血清或血浆应于采血后 1h 内及时分离，以免血细胞内磷酸酯水解而使血磷增加。

3. 米吐尔试剂宜少量配制，放置时间不宜过长，否则正常血清有时也会产生轻度浑浊。

4. 本法对血清白、球蛋白比值倒置的标本易产生浑浊，对此应先进行去蛋白处理，方法如下：取血清 0.2ml，加 30g/L 三氯醋酸 1.8ml，充分混匀后离心，取上清滤液 1.0ml。磷标准液同样进行处理，然后加显色液 4.0ml，混匀后进行比色测定。

【方法评价】

1. 本法不除蛋白，快速、简便，线性范围达到 3.88mmol/L；显色稳定，显色后 60min 内吸光度不变。

2. 批内 *CV* 1.27% ~ 3.71%，批间 *CV* 4.67%；回收率 97.5% ~ 99.7%，平均为 98.6%。

3. 36 例临床标本用本法和硫酸亚铁铵法比较，相关系数 $r = 0.93$，回归方程 $y = 0.895x + 0.304$。

4. 溶血、脂血和黄疸标本可产生干扰，溶血标本贮存在 4℃，无机磷平均增加 4 ~ 5mg/24h。

实验四十六　亚铁嗪法测定血清总铁结合力与血清铁

【实验原理】

在酸性介质中先使血清中与运铁蛋白结合的铁从复合物中解离出来，并被还原剂还原成二价铁，再与亚铁嗪直接作用生成紫红色复合物，与同样处理的铁标准液进行比较，即可求得血清铁含量。

总铁结合力（TIBC）是指血清中运铁蛋白能与铁结合的总量。测定时先将过量铁标准液加到血清中，使之与未带铁的运铁蛋白结合，多余的铁用轻质碳酸镁粉吸附除去，然后再测定血清中总铁含量，即可求得总铁结合力。

$$Fe^{3+} \xrightarrow{+H^+} Fe^{2+}$$

$$Fe^{2+} + \text{亚铁嗪} \longrightarrow \text{紫红色复合物}$$

【试剂与仪器】

1. 0.4mol/L 甘氨酸/盐酸缓冲液（pH 2.8）　0.4mol/L 甘氨酸溶液 58ml，0.4mol/L

盐酸溶液 42ml 和 Triton X－100 3ml 混合后加入无水亚硫酸钠 800mg，混匀溶解。

2. 亚铁嗪显色剂　称取亚铁嗪［3－（2－吡啶基）－5，6－双（4－苯磺酸）－1，2，4－三嗪；ferrozine］0.6g 加去离子水 100ml 溶解。

3. 1.79mmol/L 铁标准贮存液　精确称取优级纯硫酸高铁铵［$FeNH_4(SO_4)_2 \cdot 12H_2O$］0.8635g，置于烧杯中，加入去离子水约 50ml，逐滴加入浓硫酸 5ml，溶解后转入 1L 容量瓶中，用少量去离子水洗烧杯 2～3 次，并入容量瓶中，最后用去离子水定容至刻度，混匀。置棕色瓶中可长期保存。

4. 35.8μmol/L 铁标准应用液　吸取铁标准贮存液 2ml，置于 100ml 容量瓶中，加入去离子水约 50ml 及浓硫酸 0.5ml，再用去离子水定容至刻度，混匀。

5. 179μmol/L TIBC 铁标准液　准确吸取铁标准贮存液 10ml，置于 100ml 容量瓶中，加入去离子水约 50ml 及浓硫酸 0.5ml，再用去离子水定容至刻度，混匀。

6. 轻质碳酸镁粉。

7. 移液器或加样器。

8. 恒温水浴锅。

9. 离心机。

10. 分光光度计。

【操作步骤】

1. 血清铁测定　取试管 3 支标明空白管、标准管和测定管，按表 11－4 步骤操作。

表 11－4　亚铁嗪比色法测定血清铁操作步骤

试剂（ml）	空白管	标准管	测定管
血清	—	—	0.45
铁标准应用液	—	0.45	—
去离子水	0.45	—	—
甘氨酸－盐酸缓冲液	1.2	1.2	1.2
充分混匀，于 562nm 波长处，以空白管调零，读取测定管吸光度（血清空白）			
亚铁嗪显色剂	0.05	0.05	0.05

按表 11－4 步骤充分混匀试剂，室温放置 15min 或 37℃ 10min 后于 562nm 波长处，以空白管调零，再次读取各管吸光度。

2. 血清总铁结合力测定　在试管中加入血清 0.45ml，179μmol/L TIBC 铁标准液 0.25ml 及去离子水 0.2ml，充分混匀后，室温放置 10min，加入碳酸镁粉末 20mg，在 10min 内振摇数次，3000r/min 离心 10min，取上清液（代替血清）与血清铁测定同样操作，具体操作见表 11－5。

表 11-5　亚铁嗪比色法测定血清总铁结合力操作步骤

试剂（ml）	空白管	标准管	测定管
上清液	—	—	0.45
铁标准应用液	—	0.45	—
去离子水	0.45	—	—
甘氨酸-盐酸缓冲液	1.2	1.2	1.2
充分混匀，于 562nm 波长处，以空白管调零，读取测定管吸光度（“血清空白”）			
亚铁嗪显色剂	0.05	0.05	0.05

按表 11-5 步骤充分混匀试剂，室温放置 15min 或 37℃ 10min 后于 562nm 波长处，以空白管调零，再次读取各管吸光度。

【数据记录】

1. 标准管吸光度（血清铁）：
2. 测定管吸光度（血清铁）：
3. 血清空白管吸光度（血清铁）：
4. 标准管吸光度（血清总铁结合力）：
5. 测定管吸光度（血清总铁结合力）：
6. “血清空白管”吸光度（血清总铁结合力）：

【结果计算和分析】

$$\text{血清铁}（\mu mol/L）=\frac{\text{测定管吸光度}-（\text{血清空白管吸光度}\times 0.97）}{\text{标准管吸光度}}\times 35.8$$

$$\text{血清铁}（\mu g/dl）=\frac{\mu mol/L}{0.179}$$

$$\text{血清总铁结合力}（\mu mol/L）=\frac{\text{测定管吸光度}-（“\text{血清空白管}”\text{吸光度}\times 0.97）}{\text{标准管吸光度}}\times 71.6$$

由于 2 次测定吸光度时溶液体积不同，故应将血清空白吸光度乘以 0.97 校正。

【结果报告】

【参考范围】

1. 血清铁 成年男性：11 ~ 30μmol/L（600 ~ 1700μg/L）；

成年女性：9 ~ 27μmol/L（500 ~ 1500μg/L）。

2. 血清总铁结合力 成年男性：50 ~ 77μmol/L（2800 ~ 4300μg/L）；

成年女性：54 ~ 77μmol/L（3000 ~ 4300μg/L）。

【临床意义】

1. 血清铁升高

（1）血色沉着症 含铁血黄素沉着症。

（2）释放铁增加 如溶血性贫血，肝坏死贮存铁从肝放出。

（3）铁利用障碍 如铅中毒、再生障碍性贫血、血红素合成障碍、铁粒幼红细胞贫血等。

2. 血清铁降低

（1）体内总铁不足，如营养不良、铁摄入不足或胃肠道病变、缺铁性贫血。

（2）铁丢失增加 如泌尿道、生殖道、胃肠道的慢性长期失血。

（3）铁的需要量增加 如妊娠及婴儿生长期；感染、尿毒症、恶病质等疾病。

3. 血清总铁结合力升高

（1）运铁蛋白合成增强 见于各种缺铁性贫血。

（2）运铁蛋白释放增加 如肝细胞坏死等贮存铁蛋白从单核吞噬系统释放入血液增加。

4. 血清总铁结合力降低

（1）运铁蛋白合成减少 如遗传性运铁蛋白缺乏症。

（2）运铁蛋白丢失 如肾病、尿毒症。

（3）肝硬化、血色沉着症贮存铁蛋白缺乏。

【注意事项】

1. 实验用水必须经过去离子处理。

2. 玻璃器材必须用 10%（*V/V*）盐酸浸泡 24h，取出后再用去离子水冲洗后方可应用。

3. 所用试剂及器材应避免与铁器接触，以防止污染。

4. 溶血标本对测定有影响，因此应避免溶血。

5. 标准液呈色可稳定 24h；血清呈色在 30min 内是稳定的，此后他们的颜色会逐渐增加，每小时吸光度增加大约 0.002，因此，应在 1h 内完成比色。

6. 血清铁还存在着日内变异，早上的值最高，晚上的值最低。因此，要注意标本收集时间。

7. 计算式中的 0.97 是体积校正值（0.165/0.170）。

8. 所用试剂要求纯度高，含铁量极微。

【方法评价】

1. 线性　在140μmol/L以下线性良好，符合Beer定律。

2. 批内精密度（$n=20$），测定范围18.45～19.2μmol/L，$\bar{x}=17.92$μmol/L，$s=0.31$μmol/L，$CV=3.01\%$。血清总铁结合力（TIBC），$\bar{x}=61.51$μmol/L，$s=2.15$μmol/L，$CV=3.5\%$。

3. 批间CV =2.56%。

4. 回收试验　回收率98.3%～100.56%。

5. 干扰试验　Hb＞250mg/L时结果偏高1%～5%。胆红素102.6～171μmol/L时结果升高1.9%～2.8%。甘油三酯5.65μmol/L时结果升高5.6%。铜31.4μmol/L时结果升高0.33μmol/L，在生理条件下铜与铜蓝蛋白结合，故对铁的测定基本上无干扰。

【思考题】

1. 影响钙、磷代谢调节的因素是什么？
2. 钙、磷的生理功能是什么？
3. 体内铁的主要功能是什么？
4. 血钙的测定方法有哪些？各有什么特点？

第十二章　肝脏功能检验

肝功能实验是各级医院都开展的常规生化检验项目，由于肝脏的生理、生物化学功能十分复杂，肝功能实验方法都是以肝脏的某一种功能为依据而设计的，所以一种肝功能实验，只能反映肝功能的某一个侧面（这样也造成肝功能实验项目种类繁多），而目前尚无一种理想的肝功能实验能较全面地反映肝脏的功能。因此，了解每项检查的临床价值是非常重要的，临床上应尽可能选用相对灵敏和特异的实验项目，同时采用适当的实验项目组合是很有必要的。组合应遵循的原则是：①一般选用 3～5 个项目；②实验结果应能标明肝脏的主要功能和损伤情况；③方法简单，易于标化；④患者痛苦小，经济负担轻。

本章要求掌握血清丙氨酸氨基转移酶（ALT）测定（赖氏法）、血清碱性磷酸酶（ALP）测定（氨基安替比林比色法）、血清胆红素测定（改良 J－G 法）等实验的原理，操作方法及标准曲线的绘制。熟悉血清碱性磷酸酶测定（速率法）、γ－L－谷氨酰基转移酶（GGT）测定（速率法、重氮比色法）、血清总胆汁酸（TBA）测定（3α－羟类固醇脱氢酶法）、血氨测定（速率法）的原理，测定参数的设置及酶活性单位的计算。能及时发现和解决上述实验中出现的问题。了解各实验试剂的作用及配制要求和各实验临床意义。

实验四十七　血清丙氨酸氨基转移酶测定（赖氏法）

【实验原理】

L－丙氨酸与 α－酮戊二酸在丙氨酸氨基转移酶（alanine aminotransferase，ALT，EC 2.6.1.2）催化下生成丙酮酸和 L－谷氨酸，加入 2，4－二硝基苯肼终止酶反应，并与丙酮酸生成丙酮酸－2，4－二硝基苯腙，苯腙在碱性条件下显红棕色，在波长 505nm 处读取吸光度，即可计算出丙氨酸氨基转移酶的活性。反应式如下：

$$\text{L－丙氨酸} + \alpha\text{－酮戊二酸} \xrightleftharpoons{ALT} \text{丙酮酸} + \text{L－谷氨酸}$$

$$\text{丙酮酸} + 2,4\text{－二硝基苯肼} \xrightleftharpoons{OH^-} \text{丙酮酸－}2,4\text{－二硝基苯腙}$$

【试剂与仪器】

1. 0.1mol/L 磷酸盐缓冲液（pH 7.4）

（1）0.1mol/L 磷酸氢二钠溶液　称取 Na_2HPO_4 14.22g 或 $Na_2HPO_4 \cdot 2H_2O$ 17.8g，溶解于蒸馏水中，并稀释至 1000ml，于 4℃保存。

（2）0.1 mol/L 磷酸二氢钾溶液　称取 KH_2PO_4 13.61g，溶解于蒸馏水中，并稀释至1000ml，4℃保存。

（3）取 0.1mol/L 磷酸氢二钠溶液 420ml 和 0.1 mol/L 磷酸二氢钾溶液 80ml，混匀，即为 pH 7.4 的磷酸盐缓冲液。加氯仿数滴，4℃保存。

2. 底物缓冲液　精确称取 D－L－丙氨酸 1.79g，α－酮戊二酸 29.2mg，先溶于约50ml 的 0.1mol/L 磷酸盐缓冲液中，用 0.1 mol/L NaOH 调 pH 至 7.4，再加磷酸盐缓冲液至 100ml，混匀，加氯仿数滴，4℃保存，可稳定数周。

3. 1.0mmol/L 2，4－二硝基苯肼溶液　精确称取 2，4－二硝基苯肼（AR）19.8mg，用 10mmol/L 盐酸 10ml 溶解后，加蒸馏水至 100ml，置棕色玻璃瓶中，室温中保存，若有结晶析出，应重新配制。

4. 0.4mol/L NaOH 溶液　称取 NaOH 16.0g 溶解于蒸馏水中，并加蒸馏水至 1000ml，置塑料试剂瓶中保存。

5. 2mmol/L 丙酮酸标准液　准确称取丙酮酸钠（AR）22.0mg，用 0.1mol/L pH 7.4 磷酸盐缓冲液溶解，转入 100ml 容量瓶中，加 pH 7.4 磷酸盐缓冲液至刻度。此溶液应新鲜配制，建议使用质量可靠的市售标准液。

6. 仪器　722 型分光光度计，恒温水浴箱。

【操作步骤】

1. ALT 标准曲线的绘制

（1）按表 12－1 向各管加入相应试剂。

表 12－1　ALT 测定标准曲线绘制操作步骤

加入物（ml）	0	1	2	3	4
0.1mol/L 磷酸盐缓冲液	0.10	0.10	0.10	0.10	0.10
2mmol/L 丙酮酸标准液	0	0.05	0.10	0.15	0.20
底物缓冲液	0.50	0.45	0.40	0.35	0.30
2，4－二硝基苯肼溶液	0.50	0.50	0.50	0.50	0.50
混匀，置 37℃水浴 20min					
0.4mol/L NaOH 溶液	5.0	5.0	5.0	5.0	5.0
相当于酶活性单位（卡门单位）	0	28	57	97	150

（2）按表 12－1 混匀加入物，放置 5min 后在波长 505nm 处，以蒸馏水调零，读取各管吸光度，各管吸光度减去“0”号管吸光度即为该标准管的吸光度值。

（3）以吸光度值为纵坐标，卡门单位为横坐标，各标准管的吸光度值对活性单位作图，即为标准曲线。

2. 标本的测定　按表 12－2 步骤操作。

表 12-2 ALT 测定（赖氏法）操作步骤

加入物（ml）	测定管	对照管
血清	0.10	0.10
底物缓冲液	0.50	—
	混匀，置37℃水浴保温30min	
2，4-二硝基苯肼溶液	0.50	0.50
底物缓冲液	—	0.50
	混匀，置37℃水浴保温20min	
0.4mol/L NaOH 溶液	5.0	5.0

室温放置5min，在波长505nm处，以蒸馏水调零，读取各管吸光度。

【数据记录】

【结果计算与分析】

测定管吸光度减去对照管吸光度的差值为标本的吸光度，用该值在标准曲线上查得ALT的卡门单位。

【结果报告】

【参考范围】

ALT：5~25卡门单位。

【临床意义】

1. 血清ALT活性增高可见于下述疾病 肝胆疾病：传染性肝炎、肝癌、肝硬化活动期、中毒性肝炎、脂肪肝、胆管炎和胆囊炎等；心血管疾病：心肌梗死、心肌炎、心力衰竭时的肝脏淤血、脑出血等；骨骼肌疾病：多发性肌炎、肌营养不良等。

2. 一些药物和毒物可引起ALT活性升高　如氯丙嗪、异烟肼、利福平、奎宁、地巴唑、水杨酸制剂、乙醇、铅、汞、四氯化碳、有机磷等。停药后ALT活性就可下降。

【注意事项】

1. 血清中ALT活性在室温（25℃）可维持2天，在4℃冰箱可维持1周。

2. 正常血清对照管吸光度值接近试剂空白管（以0.1ml蒸馏水代替血清，其他步骤同对照管）。测定成批标本一般不需要每份标本都用自身血清作对照管，以试剂空白代替即可。但酶活性超过参考值的标本应进行复检，复检时，应做自身血清的对照管。

3. 严重脂血、黄疸或溶血血清可能引起吸光度增加，这类标本应做血清标本对照管。

4. 当酶活性超过150卡门单位时，应用生理盐水做5～10倍稀释样本，测定结果乘以稀释倍数。

5. 加入2，4－二硝基苯肼溶液后，应充分混匀，使反应完全。加入氢氧化钠溶液的速度要一致，减少吸光度管间的差异。

6. α－酮戊二酸，2，4－二硝基苯肼均为呈色物，称量必须准确，每批试剂空白管的吸光度上下波动应在0.015（*A*）以内，否则应检查试剂及仪器等方面的问题。

7. 成批测定时，各管加入血清后，试管架应在37℃水浴中，以一定时间间隔向各管加入底物缓冲液，每加入一管后及时混匀。以加入第1管开始计时，在准确保证酶促反应时间30min后，立即以相同间隔时间加入2，4－二硝基苯肼溶液，并立即混匀，确保成批测定结果的准确性。

【方法评价】

1. 赖氏法以卡门单位报告结果。卡门单位定义：血清1ml，反应液总体积3ml，25℃，波长340nm，比色杯光径1.0cm，每分钟吸光度下降0.001*A*为1个单位（相当于0.1608μmol NADH被氧化）。由于底物α－酮戊二酸和2，4－二硝基苯肼浓度不足，以及产物丙酮酸的抑制作用，赖氏法的标准曲线不能延长到200卡门单位。

2. 重复性差，*CV*为20%左右。其主要原因有：①底物α－酮戊二酸用量不足（一般为2.0mmol/L），不能保证酶反应的充分进行（反应速度仅达到最大反应速度的65%），使产物生成量与酶活性之间不能呈现良好的线性关系；②由于2，4－二硝基苯肼在碱性条件下也能显色，为了降低试剂空白的吸光度，不得不使用低浓度的2，4－二硝基苯肼（1.0mmol/L），此浓度的2，4－二硝基苯肼仅能与反应体系中一半的酮酸反应；③产物旁路效应，即ALT催化生成的产物丙酮酸，在乳酸脱氢酶催化下而消耗，从而影响测定结果，这种现象称为产物旁路效应。

3. 准确性差　①线性范围窄，测定温度为40℃时，校正曲线只到97个卡门单位，测定温度为37℃时，校正曲线也只能延长至150卡门单位，但临床患者标本很多在200卡门单位以上，尽管采用稀释后测定，结果乘以稀释倍数，但偏差仍较大；②试剂稳定性差，底物缓冲液不易保存（易长菌），易失效，故保存周期短，影响试剂的批间结果的一致性；③影响实验结果的因素多，且不易控制，系统误差大。

4. 操作简便，实验条件要求低，便于基层医院开展。但不是 ALT 测定的理想方法，有条件的实验室应采用速率法测定。

实验四十八　血清丙氨酸氨基转移酶测定（速率法）

【实验原理】

L－丙氨酸和 α－酮戊二酸在 ALT 作用下，生成丙酮酸和 L－谷氨酸，丙酮酸再在 LDH 作用下生成 L－乳酸，同时 NADH 被氧化为 NAD^+，其氧化速率与标本中 ALT 活性成正比，NADH 在 340nm 处有特征吸收峰，根据 340nm 处吸光度下降速率（$-\Delta A/min$）计算 ALT 活性。反应式如下：

$$\text{L－丙氨酸} + \alpha\text{－酮戊二酸} \xrightleftharpoons{\text{ALT}} \text{丙酮酸} + \text{L－谷氨酸}$$

$$\text{丙酮酸} + NADH + H^+ \xrightleftharpoons{\text{LDH}} \text{L－乳酸} + NAD^+$$

【试剂与仪器】

有商品试剂盒供应。例如，某试剂盒的成分与参考浓度：

1. 试剂Ⅰ　Tris 缓冲液 100mmol/L；L－丙氨酸 500mmol/L；NADH 0.18mmol/L；LDH 1200U/L；pH 7.3。

2. 试剂Ⅱ　15mmol/L α－酮戊二酸。

3. 仪器　半自动生化分析仪或自动生化分析仪。

【操作步骤】

严格遵守商品试剂盒提供的操作规程。例如：

1. 手工操作方法　向光径 1.0cm 的石英比色皿中加入血清 100μl，加试剂Ⅰ 1 000μl，混匀，37℃ 温育 5min。加试剂Ⅱ 100μl，混匀，启动 ALT 催化反应。在波长 340nm 处，延滞期 30s，连续监测吸光度下降速率 60s。根据线性反应期吸光度下降速率（$-\Delta A/min$），计算出 ALT 活性单位。

2. 自动生化分析仪操作程序的设置　根据各实验室仪器的型号及操作说明书设置。

【数据记录】

【结果计算与分析】

$$\text{ALT（U/L）} = \Delta A/min \times \frac{10^6}{6220} \times \frac{1.2}{0.1} = \Delta A/min \times 1929$$

式中6220为波长340nm处NADH的摩尔吸光度。

【结果报告】

【临床意义】

见实验四十五。

【注意事项】

1. 在AACC（美国临床化学学会）或IFCC推荐的试剂盒中，含有辅酶磷酸吡哆醛（国产试剂盒多数不含磷酸吡哆醛），能使血清中的ALT显示最大活性。健康人血清中磷酸吡哆醛含量适中，底物中加入磷酸吡哆醛对增高ALT活性作用不大。但是肾病患者血清中磷酸吡哆醛浓度偏低，底物中加入磷酸吡哆醛可显著升高血清ALT活性。

2. 试剂空白测定值　以蒸馏水代替血清，测定ALT活性，规定测定结果应$<5U/L$。试剂空白的读数是由于工具酶中的杂酶及NADH自发氧化所引起的，在报告结果时应减去每批试剂的试剂空白测定值。

3. 由于草酸盐、肝素、枸橼酸盐可使反应出现轻度浑浊，所以标本宜用血清；血清不宜反复冻融，不推荐冰冻保存ALT测定样本；血清置4℃保存1周，酶活性无显著变化；红细胞内ALT含量较血清高，明显溶血样本不宜做ALT活性测定。

【方法评价】

1. 该ALT测定法中存在两个消耗NADH的副反应：①血清中存在的α-酮酸（如丙酮酸）能消耗NADH；②血清中谷氨酸脱氢酶（GLDH）增高时，在有氨存在的条件下，亦能消耗NADH。使340nm处吸光度下降速率（$-\Delta A/min$）增加，使测定结果增高。在单试剂法中必须有足量的LDH才能保证α-酮酸引起的副反应在规定延滞期内进行完毕。加大试剂中LDH含量使试剂成本增加。目前推荐双试剂法，因孵育期长，能有效地消除干扰反应，提高了测定准确性，是ALT测定的首选方法。

2. 由于ALT和LDH催化的反应都是特异性很强的反应，因此可认为本法测定反应是特异的。线性范围随试剂组方和操作条件的不同，其上限也不同，临床标本酶活性大多数都在线性范围内，故准确性高。测定条件易于控制，*CV*值比赖氏法小，国内报道本法的

批内 $CV<2.9\%$。

实验四十九　血清碱性磷酸酶测定（速率法）

【实验原理】

以对－硝基苯酚磷酸钠（4－NPP）为底物，2－氨基－2－甲基－1－丙醇（AMP）或二乙醇胺（DEA）为磷酸酰基的受体。在碱性条件下，ALP 催化 4－NPP 水解释出磷酸基团，生成游离对－硝基酚（4－NP），4－NP 在碱性溶液中转变成醌式结构，呈现较深的黄色。根据 405nm 处吸光度增加的速率（ΔA/min）推算出清 ALP 活性单位。反应式如下。

$$\text{对－硝基苯酚磷酸钠}+2\text{－氨基－}2\text{－甲基－}1\text{－丙醇}\xrightarrow{ATP}$$
$$2\text{－氨基－}2\text{－甲基－}1\text{－丙醇磷酸钠}+\text{对－硝基酚}$$

【试剂与仪器】

有商品试剂盒供应。例如，某试剂盒的成分与参考浓度：

1. 2mol/L 二乙醇胺缓冲液（pH 10.0）　取二乙醇胺 100ml，浓盐酸 19.5ml，$MgCl\cdot 6H_2O$ 1.017g，加蒸馏水至 500ml。在 pH 试剂指示下，用浓盐酸调节 pH 至 10.0，置冰箱中保存。

2. 30mmol/L 磷酸对－硝基苯酚溶液　精确称取磷酸对－硝基苯酚二钠盐（含 6 分子结晶水）113mg，溶于 100ml 蒸馏水中，置棕色瓶内，冰箱保存。

3. 底物缓冲液　根据当天测定标本的需要量，将 2mol/L 二乙醇胺缓冲液和 30mmol/L 磷酸对－硝基苯酚溶液等体积混合，37℃预温待用。

4. 仪器　半自动生化分析仪，或自动生化分析仪。

【操作步骤】

严格遵守试剂盒提供的操作规程。例如：

血清 20μl，加 37℃预温的底物应用液 1.0ml，立即吸入生化分析仪，此时血清稀释倍数为 51。

上机操作参数：根据各实验室仪器的型号及操作说明书设置。系数（K）2757；孵育时间 30s；监测时间 60s；波长 405nm；吸样量 500μl；温度 37℃。

【数据记录】

【结果计算与分析】

$$ALP\ (U/L) = \Delta A/min \times \frac{10^6}{18500} \times \frac{1.2}{0.1} = \Delta A/min \times 2757$$

式中 18 500 是对－硝基苯酚在 1mol/L 二乙醇胺缓冲液（pH 10.0，25℃），波长 405nm 的摩尔吸光度。

【结果报告】

【参考范围】

碱性磷酸酶 40～160 U/L（37℃）。

【临床意义】

ALP 常作为肝胆疾病和骨骼疾病的辅助诊断指标。可用耐热试验区分 ALP 的来源，将血清于 56℃水浴加热 10min 后测定其 ALP 活性，并计算占加热前活性的百分率。肝病患者 ALP 活性保存为（43±9）%，均高于 34% 以上；而骨骼疾病患者 ALP 活力仅保存（17±9）%，都低于 26%。

（1）血清 ALP 活性病理性增高　见于肝胆疾病，如阻塞性黄疸、急性或慢性黄疸型肝炎、肝癌等；骨骼疾病，如纤维性骨炎成骨不全症、佝偻病、骨软化病、骨转移癌和骨折修复愈合期。

（2）血清 ALP 活性生理性增高　见于妊娠期与儿童生长发育期。

【注意事项】

1. 血清置室温（25℃），ALP 活性显示轻度增高；血清置室温 6h，ALP 活性增高约 1%；放置 1～4 天后，酶活性增高 3%～6%；血清放 4℃ ALP 活性也缓缓升高；冰冻血清，ALP 活性降低，但当血清复温后，酶活性会慢慢恢复。质控血清或冻干质控血清也有类似的 ALP 活性升高现象。

2. 作为摩尔吸光系数校正用的标准物——对－硝基酚（4－NP）必须达到的规格：①色泽为无色或淡黄色；②熔点为 113～114℃；③含水量 <0.1%（g/g）；④摩尔吸光度：溶于 10mmol/L NaOH 中，波长 401nm，24℃ ε =（18 380±90）L/（mol·cm）。

3. AMP 和 DEA 的纯度对 ALP 测定有明显的影响，如 AMP 含有 5－氨基－3－氮－2，2，5－三甲基己醇，DEA 含有一乙醇胺（MEA），它们能与 ZN_2^+ 结合而使酶失活，是 ALP 的抑制剂。DEA 在储存的过程中也能降解产生 MEA。

4. 由于试剂盒组分不同，参考值差异较大，报告时除注明方法外，还应注明所用方法参考值范围。

【方法评价】

本法以 4－NPP 和 AMP 缓冲液为底物，其优点在于：①4－NPP 易被 ALP 水解；②产物对－硝基酚具有较高的摩尔吸光度（在 pH10.0 的 AMP 缓冲液中，ε＝18 500），在反应 pH 条件下几乎能达到最大呈色；③AMP 缓冲液能充当磷酸受体，避免游离无机磷酸对 ALP 的抑制作用。以上优点决定了该法灵敏度高、线性范围宽（500U/L 以上）和精密度高（批内 *CV* 为 2.06%～2.36%，批间 *CV* 为 2.74%）。

实验五十　血清碱性磷酸酶测定（氨基安替比林比色法）

【实验原理】

碱性磷酸酶（alkaline phosphatase，ALP，EC 3.1）在碱性条件催化磷酸苯二钠水解，释放出酚和磷酸，酚在碱性溶液中与 4－氨基安替比林作用，经铁氰化钾氧化形成红色的醌类化合物，根据红色的深浅与标准酚比较，确定 ALP 的活性。反应式如下：

$$\text{磷酸苯二钠} + H_2O \xrightarrow{ALP\quad pH10} \text{酚} + \text{磷酸氢二钠}$$

$$\text{酚} + 4-\text{氨基安替比林} \xrightarrow{K_2Fe\ (CN)_6OH^-} \text{红色醌类化合物}$$

【试剂与仪器】

1. 0.1mol/L 碳酸盐缓冲液（pH 10.0）　称取无水碳酸钠 6.36g，碳酸氢钠 3.36g，4－氨基安替比林 1.5g，溶于蒸馏水 800ml 中，转入 1000ml 容量瓶中，加蒸馏水稀释至刻度，置棕色瓶中贮存。

2. 0.02mol/L 磷酸苯二钠溶液　将蒸馏水 400ml 煮沸，加入磷酸苯二钠 2.18g（磷酸苯二钠若含 2 分子结晶水，则应称取 2.54g），使其溶解，冷却后转入 500ml 容量瓶中，加煮沸冷却的蒸馏水至刻度，再加氯仿 2ml，置冰箱保存。

3. 铁氰化钾溶液　称取铁氰化钾 2.5g，硼酸 17g，各自溶于蒸馏水 400ml 中，二液混合后，加蒸馏水至 1000ml，置棕色瓶中避光保存（如出现蓝绿色时应弃去）。

4. 酚标准贮存液（1mg/ml）　精确称取重蒸馏酚 0.1g，溶解于 0.1mol/L 盐酸中，并定容至 100ml，置棕色瓶中，冰箱保存。纯酚有吸水性，称量时动作要快，室内要干燥。

5. 酚标准应用液（0.05mg/ml）　取酚标准贮存液 5ml，加蒸馏水稀释至 100ml。此液只能保存 2～3 天。

6. 722 型分光光度计，恒温水浴箱。

【操作步骤】

1. ALP标准曲线的绘制　按照表12-3操作。

表12-3　ALP标准曲线的绘制操作步骤

加入物（ml）	0	1	2	3	4	5
酚标准应用液	0	0.2	0.4	0.6	0.8	1.0
蒸馏水	1.1	0.9	0.7	0.5	0.3	0.1
碳酸盐缓冲液	1.0	1.0	1.0	1.0	1.0	1.0
铁氰化钾溶液	3.0	3.0	3.0	3.0	3.0	3.0
相当于金氏单位	0	10	20	30	40	50

按表12-3步骤立即混匀加入物，用波长510nm比色，0号管调零，读取各管吸光度，并与相应单位绘制标准曲线。

2. 标本的测定　按照表12-4操作。

表12-4　ALP测定（氨基安替比林比色法）操作步骤

加入物（ml）	测定管	对照管
血清	0.1	—
碳酸盐缓冲液	1.0	1.0
	混匀，37℃水浴5min	
底物溶液（预温至37℃）	1.0	1.0
	混匀，37℃水浴15min	
铁氰化钾溶液	3.0	3.0
血清	—	0.1

按表12-4步骤充分混匀加入物，用波长510nm比色，蒸馏水调零，读取各管吸光度，测定管吸光度减去对照管吸光度查标准曲线，求出酶活性单位。

单位定义：100ml血清在37℃与底物作用15min，产生1mg酚为1个金氏单位。

【参考范围】

血清碱性磷酸酶：

成人：3～13金氏单位；儿童：5～28金氏单位。

【临床意义】

见实验四十七。

【注意事项】

1. 一般血清中很少含酚或酚类化合物，所以可用试剂空白管代替血清对照管，当血清严重溶血或黄疸时，则应做血清对照管。

2. 保存磷酸苯二钠底物溶液应避免分解，如试剂空白管显红色，说明磷酸苯二钠已经分解，此底物溶液应弃去。

3. 铁氰化钾溶液中加入硼酸有稳定显色作用，此溶液避光保存，如出现蓝绿色应弃去。

4. 加入铁氰化钾溶液后应立即充分混匀，否则显色不完全。

【方法评价】

氨基安替比林比色法与更早的β-甘油磷酸钠法相比有较大的进步，如水解速度快，保温时间较短，灵敏度较高，显色稳定，不需去蛋白，操作简单。但与磷酸对-硝基酚速率法相比，准确度和精密度都较低，且受胆红素和溶血的干扰。

实验五十一　血清γ-L-谷氨酰基转移酶测定（速率法）

【实验原理】

本法以L-γ-谷氨酰-3-羧基-4-硝基苯胺为底物，双甘肽为谷氨酰基的受体，在GGT（γ-L-谷氨酰基转移酶）的催化下，谷氨酰基转移到双甘肽分子上，同时释放出黄色的2-硝基-5-氨基苯甲酸，根据405nm处吸光度增加的速率（ΔA/min）推算出GGT活性单位。反应式如下：

$$\text{L}-\gamma-\text{谷氨酰}-3-\text{羧基}-4-\text{硝基苯胺} + \text{双甘肽} \xrightarrow{\text{GGT}}$$
$$\gamma-\text{谷氨酰甘氨酰甘氨酸} + 2-\text{硝基}-5-\text{氨基苯甲酸}$$

【试剂与仪器】

有商品试剂盒供应。例如，某试剂盒的成分与参考浓度：

1. Teis-HCl 缓冲液　110mmol/L；双甘肽 110mmol/L；L-γ-谷氨酰-3-羧基-4-硝基苯胺 6.0 mmol/L；pH（25℃）8.1。

2. 仪器　半自动生化分析仪或自动生化分析仪。

【操作步骤】

严格遵守试剂盒提供的操作规程。例如：

血清100μl，加37℃预温的底物应用液1.0ml，立即吸入生化分析仪，此时血清稀释倍数为11。

上机操作参数：根据各实验室仪器的型号及操作说明书设置。系数（*K*）1159；孵育时间30s；监测时间60s；波长405nm；吸样量500μl；温度37℃。

【数据记录】

【结果计算与分析】

$$GGT\ (U/L) = \Delta A/min \times \frac{10^6}{9490} \times \frac{1.1}{0.1} = \Delta A/min \times 1159$$

式中 9490 为 2-硝基-5-氨基苯甲酸在 405nm 处的摩尔吸光度。

【结果报告】

【参考范围】

GGT 参考值：

男性：11～50 U/L（37℃）；女性：7～32 U/L（37℃）。

【临床意义】

人体各器官 GGT 含量不同，肾最高，其次是前列腺、胰、肝等器官。肾中 GGT 含量虽高，但肾脏疾病时，血液中酶活性增高不明显，可能是肾单位病变时 GGT 经尿排出，所以测定尿中 GGT 活性可能有助于诊断肾疾病。

血清 GGT 测定主要用于诊断肝胆疾病：

（1）原发性或转移性肝癌　血清中 GGT 可高于正常的几倍至几十倍，且 GGT 活性与肿瘤大小及病情严重程度呈平行关系，对 GGT 动态观察，有助于判断疗效及预后。

（2）阻塞性黄疸　肝内或肝外性胆道阻塞，GGT 明显升高。一般讲，阻塞发生愈快，GGT 上升愈迅速；阻塞愈重，GGT 上升也愈显著。

（3）病毒性肝炎和肝硬化　肝炎时血清 GGT 升高，上升幅度低于 ALT，肝炎恢复期，GGT 是惟一仍然升高的酶；如长期升高可能有肝坏死的倾向。

（4）酒精性肝炎　酒精性肝硬化、肝炎者血清 GGT 几乎都上升，为酒精性肝病的特征。

【注意事项】

1. 速率法测定 GGT 的底物有 2 种，即 L－γ－谷氨酰－3－羧基－4－硝基苯胺和 L－γ－谷氨酰－4－硝基苯胺。L－γ－谷氨酰－3－羧基－4－硝基苯胺由于分子中含有羧基，溶解度较大，且无明显的自然水解，采用 6mmol/L 浓度，相当于米凯利斯常数（Km）（0.65mmol/L）的 9.23 倍，使测定的反应速度能达到最大反应速度的 95%。而 L－γ－谷氨酰－4－硝基苯胺受溶解度的限制，使用浓度只能达到 4mmol/L，相当于 Km（0.98mmol/L）的 4.1 倍，测定的反应速度小于最大反应速度的 80%。因此国内外均推荐 L－γ－谷氨酰－3－羧基－4－硝基苯胺法。

2. 测定波长为 405nm，在此波长下羧基底物比非羧基底物有更高的吸光度，而空白吸光度更低。2－硝基－5－氨基苯甲酸的摩尔吸光度，由于各仪器的性能与精度有差别，建议各实验室自行测定。

3. 甘氨酸对 GGT 活性有抑制作用，所用双甘肽制剂中甘氨酸含量应少于 0.1%。溶血标本，Hb 在 500mg/L 以上可使 GGT 活性降低，黄疸和脂血不干扰本法测定结果。

【方法评价】

本法准确度好；精密度好（最佳条件下的变异 *OCV* 为 1.72% ~3.1%，*RCV* 为 2.85% ~4.43%）；线性范围宽（460U/L）；操作简便；但对试剂纯度要求高。

实验五十二 血清γ－L－谷氨酰基转移酶测定（重氮比色法）

【实验原理】

γ－谷氨酰基转移酶（γ－glutamyl transferase，γ－GT，GGT，EC 2.3.2.2）催化γ－谷氨酰基移换反应。本法以 L－γ－谷氨酰－α－萘胺为底物，在 GGT 的催化下，γ－谷氨酰基转移到双甘肽分子上，释放出游离α－萘胺，后者与重氮试剂反应产生红色化合物，其红色深浅与α－萘胺的量成正比。根据α－萘胺产生的量计算出血清 GGT 活性单位。反应式如下：

$$\text{L－γ－谷氨酰－α－萘胺＋双甘肽} \xrightarrow{\text{GGT}} \text{γ－谷氨酰甘氨酰甘氨酸＋α－萘胺}$$

$$\text{α－萘胺＋重氮试剂} \longrightarrow \text{红色化合物}$$

【试剂与仪器】

1. 60mmol/L 双甘肽溶液　称取 Tris 9.1g，双甘肽 3.96g，溶于蒸馏水 400ml 中，转入 500ml 容量瓶中，加蒸馏水至刻度，加氯仿数滴防腐，置冰箱保存，此溶液 pH 约 8.0（25℃）。

2. 1mol/L 盐酸溶液。

3. 底物缓冲液　称取 L－γ－谷氨酰－α－萘胺（无结晶水，分子量 272.3）217mg，置小烧杯中，加入1mol/L盐酸约4ml使其完全溶解，再加入上述双甘肽溶液90ml，于25℃用1mol/L盐酸调节pH至8.0±0.1，然后加蒸馏水至100ml。置冰箱保存。

4. 2g/L对氨基苯磺酸醋酸溶液　称取对氨基苯磺酸2.0g，溶解于蒸馏水400ml中（需加热助溶），冷却后加冰醋酸200ml，再加蒸馏水至1000ml，置冰箱保存。

5. 1.0g/L亚硝酸钠溶液　称取亚硝酸钠0.1g溶于少量蒸馏水中，然后用蒸馏水定容至100ml，置冰箱保存。

6. 显色剂　临用时取1.0g/L亚硝酸钠溶液4ml，加2g/L对氨基苯磺酸醋酸溶液100ml，充分混匀。

7. 1.5mmol/L α-萘胺标准贮存液　精确称取α-萘胺214.8mg，置1000ml的烧杯中，加无水乙醇50ml溶解，然后加蒸馏水约600ml，立即充分混匀，转入1000ml容量瓶中，加蒸馏水置刻度，混匀。置棕色瓶中，冰箱保存。

8. 0.15mmol/L α-萘胺标准应用液　吸取1.5mmol/L α-萘胺标准贮存液10ml，用底物缓冲液定容至100ml。

9. 仪器　722型分光光度计，恒温水浴箱。

【操作步骤】

1. GGT标准曲线的绘制　按照表12-5操作。

表12-5　GGT标准曲线的绘制操作步骤

加入物（ml）	0	1	2	3	4	5
α-萘胺标准应用液	—	0.1	0.2	0.3	0.4	0.5
底物缓冲液	0.5	0.4	0.3	0.2	0.1	—
蒸馏水	0.05	0.05	0.05	0.05	0.05	0.05
显色剂	5.0	5.0	5.0	5.0	5.0	5.0
相当于GGT U/L	0	20	40	60	80	100

按表12-5步骤立即混匀加入物，放置10min，用波长530nm比色，比色杯光径1.0cm，0号管调零，读取各管吸光度，并与相应单位绘制标准曲线。

2. 标本的测定　按照表12-6操作。

表12-6　GGT测定（重氮比色法）操作步骤

加入物（ml）	测定管	对照管
血清	0.05	—
底物缓冲液（预温至37℃）	0.5	0.5
混匀，37℃水浴15min		
显色剂	5.0	5.0
血清	—	0.05

按表12-6步骤充分混匀加入物，放置10min，用波长530nm比色，比色杯光径1.0cm，用对照管调零，读取测定管吸光度，查标准曲线，求出酶活性单位。

【结果报告】

【参考范围】

GGT 参考值：

成年男性：3～17U/L；成年女性：2～13U/L。

【临床意义】

见实验四十九。

【注意事项】

1. 缓冲液的种类不同，酶促反应的最适 pH 和酶活力亦不同。Tris 缓冲液的最适 pH 为7.8～8.0；硼酸缓冲液为8.8～9.2；巴比妥缓冲液为7.4～7.8。若以 Tris 缓冲液的酶活力为100%，则硼酸缓冲液的酶活力为70.5%，巴比妥缓冲液的酶活力为66.5%。因此，选用 Tris 缓冲液作测定最为适宜。

2. 底物缓冲液中游离的α－萘胺对酶有抑制作用，加热溶解底物可促使水解。所以，本法先用盐酸溶解后，加 Tris 缓冲液，配成 pH 8.0（25℃）底物缓冲液，游离的α－萘胺在30μmol/L以下对酶活性无显著抑制作用。按本法操作，对照管吸光度应小于0.08，否则应将L－γ－谷氨酰－α－萘胺重结晶，除去游离的α－萘胺。

3. 1g/L 亚硝酸钠溶液不稳定，应每周重配一次。

4. 溶血标本影响测定结果。

【方法评价】

不需去除蛋白质，操作简便，颜色稳定，线性关系好，但底物水溶性较差，α－萘胺有一定的致癌作用。

实验五十三　血清胆红素测定（改良 J－G 法）

胆红素是体内铁卟啉化合物分解代谢的产物。临床上常用测定血清总胆红素、结合胆红素含量，以及两者比值来判断黄疸程度及鉴别黄疸类型。血清胆红素测定方法有改良J－G（Jendrossik 和 Grof）法和胆红素氧化酶法等，本章介绍改良J－G法。

【实验原理】

血清与醋酸钠－咖啡因－苯甲酸钠试剂（咖啡因试剂）混合后，加入氯化重氮苯磺酸（重氮试剂），生成紫红色偶氮胆红素，最后加入强碱性酒石酸钠溶液，使颜色不稳定的紫红色偶氮胆红素在咖啡因存在下转化为稳定的蓝色偶氮胆红素。醋酸钠缓冲液保持偶氮反应的pH；咖啡因试剂中苯甲酸钠－咖啡因促进未结合胆红素分子内的氢键破坏，加速与重氮试剂的偶联反应；叠氮钠（或抗坏血酸）可终止结合胆红素的偶氮反应。反应结束后，在600nm波长比色，从标准曲线查找总胆红素和结合胆红素含量。

【试剂与仪器】

1. 咖啡因试剂　无水醋酸钠82g，苯甲酸钠75g，EDTA－$Na_2$1.0g，溶于约500ml的蒸馏水中，再加入咖啡因50g，搅拌至完全溶解，然后加蒸馏水稀释至1L，过滤后放置棕色试剂瓶中，室温保存可稳定6个月。

2. 5g/L亚硝酸钠溶液　亚硝酸钠5.0g，加蒸馏水溶解并稀释至1L，若发现溶液呈淡黄色时，应丢弃重配。

3. 5g/L对氨基苯磺酸溶液　对氨基苯磺酸5.0g，加于约800ml蒸馏水中，加浓盐酸15ml，待完全溶解后，加蒸馏水至1L。

4. 重氮试剂　临用前，取0.5ml试剂2与20ml试剂3混合。

5. 5g/L叠氮钠溶液　叠氮钠0.5g，用蒸馏水溶解并稀释至100ml。

6. 碱性酒石酸钠溶液　氢氧化钠75g，酒石酸钠（含2分子水）263g，加蒸馏水溶解并稀释至1L，混匀，置塑料瓶中，室温保存，可稳定6个月。

7. 342μmol/L胆红素标准液　收集不溶血、无黄疸、清晰的血清作为混合血清稀释剂。混合血清稀释剂应符合下列要求：混合血清1.0ml，加生理盐水24ml，混匀。在分光光度计中，以比色杯光径1cm，波长414nm，用生理盐水调零，读取的吸光度应<0.100，波长460nm处读取的吸光度应<0.040。

称取符合标准的纯胆红素（分子量584.68）20.0mg，加二甲亚砜4ml溶解。在50ml容量瓶中，加入混合血清稀释剂约40ml，缓慢加入上述胆红素二甲亚砜溶液2ml，边加边混匀，尽量避免产生泡沫，然后补加混合血清，稀释至刻度，混匀。该标准液应避光置冰箱，可保存数天，最好当天用于绘制标准曲线。

8. 仪器　722型分光光度计。

【操作步骤】

取试管三支，标明测定、标准和空白管，按表12－7操作。

表 12-7　改良 J-G 法测定血清胆红素操作步骤

加入物（ml）	总胆红素管	结合胆红素管	空白管
血清	0.2	0.2	0.2
咖啡因试剂	1.6	—	1.6
5g/L 对氨基苯磺酸	—	—	0.4
重氮试剂	0.4	0.4	—

结合胆红素管在加入重氮试剂混匀后，准确 1min，再加入 5g/L 叠氮钠溶液 0.05ml 和咖啡因试剂 1.6ml，混匀；总胆红素管室温放置 10min，然后向各管加入碱性酒石酸钠 1.2ml，混匀；用分光光度计 660nm 波长，以空白管调零，读取各管吸光度，从标准曲线上查出总胆红素和结合胆红素浓度。

【标准曲线绘制】

按表 12-8 配制 5 种不同浓度的胆红素标准液，表中各管充分混匀，然后按照血清总胆红素方法进行测定。每一浓度平行做 3 管，以不同浓度管的吸光度平均值为纵坐标，以相应的胆红素浓度为横坐标，绘制出标准曲线。

表 12-8　改良 J-G 法测定血清胆红素标准曲线制作表

加入物（ml）	测定对照管	1	2	3	4	5
胆红素标准液	—	0.4	1.0	2.0	3.0	4.0
混合血清稀释剂	4.0	3.6	3.0	2.0	1.0	—
相当于胆红素浓度（μmol/L）	0	34.2	85.5	171	256.5342	

【结果报告】

【参考范围】

血清总胆红素：5.1～17.1μmol/L。

血清结合胆红素：0～6μmol/L。

结合胆红素/总胆红素：20%～35%。

【临床意义】

血清总胆红素测定对诊断黄疸及判断黄疸程度有非常重要的意义，总胆红素 17.1～34.0μmol/L 为隐性黄疸；>34μmol/L 时，皮肤、黏膜、巩膜出现黄染，称临床黄疸。

血清结合胆红素与总胆红素一起测定，根据其百分比可鉴别黄疸类型：①溶血性黄疸时，血清总胆红素升高，其中主要是未结合胆红素升高，结合胆红素只占总胆红素20%以下；②肝细胞性黄疸时，结合胆红素可占总胆红素35%以上；③阻塞性黄疸时，主要是结合胆红素升高，结合胆红素占总胆红素50%以上。

结合胆红素升高而总胆红素含量几乎不变时，可见于病毒性肝炎前期或无黄疸型肝炎、胆道部分阻塞或肝癌。

再生障碍性贫血、癌症或慢性肾炎所致的继发性贫血时，血清总胆红素可见降低。

【注意事项】

1. 胆红素对光敏感，标准品及标本均应尽量避光。

2. 轻度溶血无影响，但严重溶血可使总胆红素测定值偏低。脂血和脂溶色素对测定有干扰，应尽量取空腹血。

3. 叠氮钠能破坏重氮试剂，终止偶氮反应。凡用叠氮钠作为防腐剂的质控血清，可引起反应不完全，甚至不呈色。

【方法评价】

1. 本法在10～37℃范围内测定，不受温度变化的影响，2h内呈色非常稳定，灵敏度较高，蓝绿色偶氮胆红素 ε 为 74.38×10^3。

2. 本法灵敏度高，抗干扰能力强，是测定胆红素的参考方法，缺点是不便于上机分析。

3. 本法线性范围可达342μmol/L，胆红素含量超过342μmol/L时，应减少标本用量或是将标本稀释后重测。参考值浓度时精密度较差。

实验五十四　血清胆红素测定（胆红素氧化酶法）

【实验原理】

胆红素在450nm附近有最大吸收峰。胆红素氧化酶（BOD）催化胆红素氧化，随着胆红素的氧化，对450nm的吸光度下降，下降程度与胆红素被氧化的量相关。在pH 8.0的条件下，未结合胆红素和结合胆红素均被氧化，此时检测450nm吸光度的下降值可反映总胆红素含量；加入SDS及胆酸钠等阴离子表面活性剂可促进其氧化。

在pH 4.5的条件下，BOD只能催化结合胆红素和大部分δ胆红素氧化，而未结合胆红素不能被氧化。此条件下检测450nm吸光度的下降值可反映结合胆红素含量。

【试剂与仪器】

1. 0.1mol/L Tris－HCl缓冲液（pH 8.2）　称取Tris 1.211g，胆酸钠172.3mg，十二

烷基磺酸钠（SDS）432.6mg，溶于90ml蒸馏水中，在室温（25～30℃）用1mol/L HCl调节pH至8.2（约6ml），再加蒸馏水至100ml，置4℃保存。

2. 0.2mol/L磷酸盐缓冲液（pH 4.5）。

3. BOD溶液　如系冻干品，按说明书要求复溶，复溶后在4℃冰箱中可保存1周，如系液体（含甘油），置4℃冰箱中可保存较长时间，BOD储存液的酶活性一般在数千至1万～2万U/L，BOD工作液酶活性可按反应液中BOD终浓度达0.3～1.0U/ml计算。

4. 总胆红素标准液（342μmol/L）　按胆红素测定J-G法中方法配制，或市售合乎要求的标准液。

5. 结合胆红素（DTB）标准液　将DTB配于胆红素浓度可忽略不计的人血清中，或用冻干品按说明书要求复溶，配制后分装于聚丙烯管内，-70℃保存，可稳定6个月，冻干未复溶的置-70℃保存，至少可稳定1年。

6. 仪器　722型分光光度计，恒温水浴箱。

【操作步骤】

总胆红素和结合胆红素测定分别按表12-9和表12-10进行。

表12-9　酶法测定总胆红素操作步骤

加入物（ml）	标准空白管（SB）	测定空白管（UB）	标准管（S）	测定管（U）
血清	—	0.05	—	0.05
总胆红素标准液	0.05	—	0.05	—
pH 8.2 Tris缓冲液	1.0	1.0	1.0	1.0
蒸馏水	0.05	0.05	—	—
BOD工作液	—	—	0.05	0.05

表12-10　酶法测定结合胆红素操作步骤

加入物（ml）	标准空白管（SB）	测定空白管（UB）	标准管（S）	测定管（U）
血清	—	0.05	—	0.05
DTB标准液	0.05	—	0.05	—
pH 4.5磷酸盐缓冲液	1.0	1.0	1.0	1.0
蒸馏水	0.05	0.05	—	—
BOD工作液	—	—	0.05	0.05

加入BOD工作液后立即混匀，置37℃水浴5min，用分光光度计，在450nm波长用蒸馏水调零，读取各管吸光度。

【数据记录】

【结果计算与分析】

$$血清总胆红素（\mu mol/L）=\frac{A_{UB}-A_{U}}{A_{SB}-A_{S}}\times C_{总胆红素}$$

$$血清结合胆红素（\mu mol/L）=\frac{A_{UB}-A_{U}}{A_{SB}-A_{S}}\times C_{DTB}$$

【结果报告】

【参考范围】

与改良 J－G 法相似。

【注意事项】

1. BOD 浓度的选择　文献报道 BOD 在反应液中的终浓度一般为 0.18～1.14U/ml。选择 BOD 浓度时，可根据所用制品在测定高胆红素血清标本或 342μmol/L 标准液的反应速度，即能否在 5min 反应完全而确定。由于测定结合胆红素时反应液 pH 偏离 BOD 的最适范围，故要求 BOD 有较高的浓度，一般终浓度不低于 0.5U/ml。

2. BOD 的最适 pH　在 pH7.3～9.0 之间酶活性变化不大，但最适 pH 为 8.0～8.2，但在测定结合胆红素时，为防止未结合胆红素反应，选择 pH 为 4.5，这时标本中结合胆红素和大部分 δ 胆红素被氧化。pH 低于 4.0 时，血清标本易发生混浊，严重干扰测定结果。

3. 结合胆红素标准品　合成的二牛磺酸胆红素（DTB）为水溶性化合物，能与重氮试剂直接反应，产生吸收光谱与偶氮胆红素相似的偶氮色素。用 J－G 法测得的摩尔吸光系数与未结合胆红素相同，最大吸收峰也在 450～460nm 之间。

4. 干扰因素　轻度溶血（Hb 浓度在 1.0g/L 以下），对结果影响不大。每升血清中分别加入维生素 C 0.1g、半胱氨酸 0.5g、谷胱甘肽 0.5g、尿素 0.5g、尿酸 0.5g、葡萄糖 10g、清蛋白 40g 对总胆红素及结合胆红素测定几乎无干扰。肝素抗凝血浆反应可产生混浊而影响结果。

光对 BOD 法测定结合胆红素有较大影响，新生儿血清在体外经蓝光照射后，用 HPLC 未检出结合胆红素，重氮法结果不变，但 BOD 法结果显著增高，这属假性增高。蓝光照射能产生光胆红素，在 pH 3.7 时易被 BOD 氧化。此种假性增高对临床监控新生儿黄疸及鉴别生理性黄疸与初期的病理性黄疸有影响。

【方法评价】

1. BOD 法特异性高。解决了用重氮反应法测定总胆红素和结合胆红素因条件不同造成测定值变异大的问题，提高了结合胆红素分析的特异性和准确度。

2. 灵敏度和检测范围均较改良 J－G 法高，手工分析一般能做到 342μmol/L 左右，而自动化分析检测上限可达 427.5μmol/L，最高可达 598.5μmol/L，但受 BOD 用量的限制。

3. 精密度和准确度高。总胆红素测定时，高、低浓度标本的精密度批内和批间 CV 变化不大，回收率在 93% ~102% 之间，说明 BOD 法测定总胆红素的精密度和准确度较改良 J－G 法高，测定结合胆红素时，线性范围在 0 ~ 342μmol/L 内，批内 *CV* 在 2.5% ~ 2.8% 之间。

实验五十五　血清总胆汁酸测定（3α－羟类固醇脱氢酶法）

【实验原理】

3α－羟类固醇脱氢酶（3α－HSD）催化各种胆汁酸的 3α－羟基脱氢生成 3－氧代胆酸，同时 NAD＋还原成 NADH，3－氧代胆酸在 3－氧－5β－类固醇 Δ^4 脱氢酶（Δ^4DH）进一步催化再脱氢，使 NADH 生成量增加 1 倍，随后 NADH 上的氢由黄递酶催化转移给硝基四氮唑蓝（NBT），生成蓝色物质甲臜；后者在 540nm 处的吸光度与总胆汁酸的浓度成正比。两种工具酶联合应用提高了检测胆汁酸的灵敏度。反应式如下：

$$3\alpha-\text{羟基胆汁酸} + NAD^+ \xrightarrow{3\alpha-HSD} 3-\text{氧代胆酸} + NADH + H^+$$

$$3-\text{氧代胆酸} + NAD^+ \xrightarrow{\Delta^4 DH} 3-\text{氧代}-\Delta^4-\text{胆酸} + NADH + H^+$$

$$NADH + H^+ + NBT \xrightarrow{\text{黄递酶}} NAD^+ + \text{甲臜}$$

【试剂与仪器】

有商品试剂盒供应。例如，某试剂盒的成分与参考浓度：

1. 试剂Ⅰ（R1）　β－硫代烟酰胺腺嘌呤二核苷酸氧化型（Thio－NAD⁺）952.9mg/L；Goods 缓冲液。

2. 试剂Ⅱ（R2）　β－硫代烟酰胺腺嘌呤二核苷酸还原型（NADH）6.1g；3α－羟甾醇脱氢酶（3α－HSD）12 500IU/L；Goods 缓冲液；叠氮化钠。

3. 仪器　半自动生化分析仪或自动生化分析仪。

【操作步骤】

严格按试剂盒操作规程操作。例如：

血清 4.0μl，加 R1 270μl，37℃孵育 3 min，加 R2 90μl，37℃继续孵育 3 min，立即吸入生化分析仪。

上机操作参数：根据各实验室仪器的型号及操作说明书设置。

【结果计算与分析】

$$\text{血清总胆汁酸}(\mu mol/L) = \frac{\Delta A\ \text{样本}}{\Delta A\ \text{标准}} \times \text{标准液浓度}(\mu mol/L)$$

【参考范围】

0～10μmol/L（或参考试剂盒提供的参考范围）。

【临床意义】

1. 可作为肝胆疾病的初筛试验。

2. 作为低活性肝病的鉴别试验：慢性肝病在肝功能其他指标正常情况下，如果胆汁酸测定结果升高，说明肝病处于活动期。

3. 作为肝硬化的辅助诊断　餐后胆汁酸异常升高。

4. 作为胆汁酸淤积的辅助诊断　在胆管阻塞过程中，胆汁酸升高后保持不变化，而胆红素、ALP 保持升高，各种方法（如引流）解除肝叶胆管阻塞后，胆汁酸迅速降低，而胆红素、ALP、ALT 等缓慢降低。

【注意事项】

如果样本中 TBA（胆汁酸）浓度 >180μmol/L，需用生理盐水稀释后测定，结果乘以稀释倍数。

【方法评价】

该方法适用于自动生化分析仪，具有简便、快速、准确和适用的特点。不足之处是试剂较贵，不易保持。对酶量要求严格，酶量不足可产生误差。该法的线性范围是 1～180μmol/L。

实验五十六　血氨测定（速率法）

【实验原理】

血浆中的氨经谷氨酸脱氢酶（GLDH）作用生成谷氨酸和 $NADP^+$（烟酰胺腺嘌呤二

核苷酸磷酸），NADPH（还原型烟酰胺腺嘌呤二核甘酸磷酸）的下降速率与血浆氨的浓度成正比。可在340nm波长下测定NADPH下降速率来计算血氨浓度。反应式如下：

$$NH4^{+} + \alpha - 酮戊二酸 + NADPH \xrightarrow{GLDH} 谷氨酸 + NADP^{+} + H_2O$$

【试剂与仪器】

有商品试剂盒供应。例如，某试剂盒的成分与参考浓度：

1. 试剂Ⅰ　三乙醇胺缓冲液0.15mol/L（pH 8.6）；α－酮戊二酸15mmol/L；NADPH 0.2 mmol/L；ADP 1.5 mmol/L。

2. 试剂Ⅱ　谷氨酸脱氢酶≥755U/ml。临用时加新鲜双蒸水（或新鲜超净水）5ml，轻轻混匀即可使用。

3. 仪器　半自动生化分析仪或自动生化分析仪。

【操作步骤】

严格遵守试剂盒提供的操作规程。例如：

血浆（EDTA－血浆）1.0ml，加试剂Ⅰ1.0ml，放置10min，再加试剂Ⅱ 40μl，10s后吸入生化分析仪。

上机操作参数：延迟时间30s；监测时间60s；波长340nm；温度37℃。

【结果记录】

【结果计算与分析】

$$血氨浓度（\mu mol/L）= \frac{\Delta A\ 样本}{\Delta A\ 标准} \times 标准液浓度（\mu mol/L）$$

【参考范围】

血氨：18～72μmol/L（或参考试剂盒提供的参考范围）。

【临床意义】

常用于肝昏迷的监测和处理。

1. 血氨增高　①多见于肝昏迷、重症肝炎等；②尿毒症以及肝外门脉系统分流形成；

③上消化道出血；④生理性增高见于进食或运动后。

2. 血氨降低　低蛋白饮食、贫血。

【方法评价】

该方法是较为理想的氨分析方法，具有分析时间短、特异性强等优点。pH 低于 7.0 以及血浆分离不及时都将影响结果的准确性。

【思考题】

1. 导致赖氏法测定 ALT 重复性差的主要原因有哪些？

2. 患者，男，52 岁，乙肝“小三阳”20 余年，B 超体检发现肝区结节状肿块数个，AFP > 1000ng/rnl，首先考虑（　　）。

A. 胆管癌　　B. 胃癌肝转移
C. 原发性肝癌　　D. 胰腺癌
E. 肾癌肝转移

3. 患者，女，49 岁，近日来食欲减退，厌油，并有感冒样的各种症状。近 2 天来，发现尿液呈暗褐色。体检发现右上腹有触痛。实验室检查结果：血清 TBILJ 63μmol/L，AST 936U/L，ALT 2700U/L，ALP 410U/L，γ - GT 312U/L，TP（总蛋白）68g/L，ALB（白蛋白）42g/L。

① 该患者最可能的诊断是什么？

② 如需对患者进行进一步确诊，还需做哪些实验室检查？

4. 患者，女，43 岁，因黄疸，弥漫性上腹痛和全身瘙痒 3 周入院。尿液为暗褐色，粪便灰白色，有恶臭。体检：黄疸，右季肋部有触痛，肝肿大。

①该患者最可能的诊断为

A. 溶血性黄疸　　B. 肝细胞性黄疸
C. 阻塞性黄疸　　D. 肝硬化
E. 胆囊炎

②该患者最可能的检测结果是（　　）

A. 血清胆红素增加，尿胆红素阴性　　B. 血清未结合胆红素增加，血 ALT 正常
C. 血清尿素氮增高，尿胆红素阳性　　D. 血清结合胆红素增加，血 ALP 增高
E. 尿血红蛋白增加

第十三章　肾脏功能检验

肾脏的主要功能是通过排泄水分、代谢产物、废物、毒物和药物，保留体内所需物质，调节水、电解质、渗透压和酸碱平衡以维持内环境的稳定。肾功能试验就是通过检测血和尿液中某些化学成分的浓度，并监测其变化。以了解病人的肾功能状况，并对判断肾脏受损部位提供有价值的依据。

应注意，有些肾功能损害可以出现在症状之先，肾功能检查可以早期发现肾脏病，并且可了解肾脏受损的部位和程度，还有助于诊断和指导治疗。但是，肾脏病时不一定有肾功能损害，因为肾脏的储备能力很大。有些肾功能异常在肾脏损害明显时才出现。

目前，尿素、尿酸、肌酐测定常作为判断肾功能的一组生物化学指标。

【目的和要求】

通过对本章的学习与实验训练后，要求掌握尿素、肌酐及尿酸测定方法的原理、实验方法和操作技能。熟悉影响实验结果准确性的因素及注意事项。了解临床意义。

实验五十七　血清尿素测定（二乙酰一肟法）

【实验原理】

尿素与二乙酰在酸性条件下加热缩合生成红色二嗪化合物（Fearon 反应），其红色深浅与标本中尿素含量成正比。与同样处理之标准比较，可测得标本中尿素浓度。反应式如下：

$$\text{二乙酰一肟} + H_2O \xrightarrow{H^+} \text{二乙酰} + \text{羟胺}$$

$$\text{二乙酰} + \text{尿素} \xrightarrow{H^+ \Delta} \text{二嗪化合物（粉红色）}$$

【试剂与仪器】

1. 酸性试剂　在三角烧瓶中加蒸馏水约 100ml，然后慢慢加入浓硫酸 44ml 及 85% 的磷酸 66ml 混匀，冷至室温后，加入氨基硫脲 50mg，硫酸镉（$3CdSO_4 \cdot 8H_2O$）2g，溶解后用蒸馏水稀释至 1L。置棕色瓶，存放于 4℃可保存 6 个月。

2. 二乙酰一肟溶液　称取二乙酰一肟 20 g，溶于蒸馏水约 600ml 中，再加蒸馏水稀释至 1000ml。置棕色瓶内，4℃冰箱可保存 6 个月。

3. 尿素标准贮存液（100mmol/L） 精确称取60～65℃干燥恒重的尿素（分子量为60.06）0.6g，溶于蒸馏水中并定容至100ml，加0.1g叠氮钠防腐，于4℃可保存6个月。

4. 尿素标准应用液（5mmol/L） 取尿素标准贮存液5ml，用蒸馏水稀释并定容至100ml。

5. 722型分光光度计，半自动生化分析仪，恒温水箱。

【操作步骤】

取3支试管，按表13－1步骤操作。

表13－1 尿素测定（二乙酰一肟法）操作步骤

加入物（ml）	测定管	标准管	空白管
血清	0.02	—	—
尿素标准液	—	0.02	—
蒸馏水	—	—	0.02
二乙酰一肟溶液	0.5	0.5	0.5
酸性试剂	5.0	5.0	5.0

按表13－1步骤各管混匀加入物，置沸水浴中加热12min。取出各管，置冷水中冷却后，在波长540nm处，以空白管调零，读取测定管和标准管的吸光度*A*u和*A*s。

【数据记录】

*A*u ________________；*A*s ________________

【结果计算与分析】

$$\text{血清尿素} = \frac{Au}{As} \times 5.0\text{mmol/L}$$

【结果报告】

【参考范围】

血清尿素：1.78～7.14mmol/L。

【临床意义】

血清尿素增高：急慢性肾炎、重症肾盂肾炎、各种原因所致的急慢性肾功能障碍，心功能衰竭、休克、烧伤、失水、大量内出血、肾上腺皮质功能减退症、前列腺肥大、慢性尿路梗阻等。

【注意事项】

1. 煮沸时试管内液面应低于沸水液面。且所用试管口径及各管煮沸加热时间应尽量一致。煮沸时间以 10 ~ 12min 为宜，煮沸时间延长吸光度反而降低。

2. 试剂中加入氨基硫脲和镉离子可增高显色强度和呈色稳定性，虽如此，仍有轻度褪色现象（每小时 <5%），故冷却后应及时完成比色。

3. 本法亦能测定尿液中的尿素，但需将尿液稀释。具体方法是：1.0ml 尿标本，加蒸馏水至 50ml，混匀后吸取稀释尿液按上述操作方法进行测定，结果乘以稀释倍数 50。

【方法评价】

1. 线性范围可达 7.14mmol/L，*CV* 为 6.5%，批间 *CV* 值 < 2.7%，回收率：96.0% ~102.1%。

2. 胆红素浓度低于 171μmol/L，血红蛋白 10g/L 以下，蛋白质低于 110g/L 以下对尿素测定均无明显影响。血清中尿酸、肌酐、氨基酸对本法无干扰。

3. 本法需煮沸操作繁琐，且试剂具腐蚀性，煮沸时有难闻气味，不宜自动化，故临床已很少使用。

实验五十八 血清尿素测定（脲酶 - 波氏比色法）

【实验原理】

尿素在脲酶的催化下产生 1 分子 CO_2 和 2 分子 NH_3。在碱性条件下，以亚硝基铁氰化钠为催化剂，NH_3 与苯酚及次氯酸钠反应，生成蓝色的吲哚酚。蓝色吲哚酚的生成量与尿素含量成正比。

【试剂与仪器】

1. 酚显色剂 称取苯酚 10g，亚硝基铁氰化钠（含 2 分子水）0.05 g，溶于 1L 无氨去离子水中。存放于 4℃ 可保存 2 个月。

2. 碱性次氯酸钠溶液 称取氢氧化钠 5g，溶于无氨去离子水中，加“安替福明”8ml（相当于次氯酸钠 0.42g），用去离子水定容至 1L。置棕色瓶内，于 4℃ 可保存 2 个月。

3. 脲酶贮存液 脲酶（比活性 3000 ~4000U/g）1g 置于 20ml 50%（*V/V*）甘油中，

4℃可保存6个月。

4. 脲酶应用液　取脲酶贮存液1ml，加10g/L的pH 6.5的EDTA－Na_2溶液至100 ml，于4℃保存可稳定1个月。

5. 尿素标准贮存液（100mmol/L）　精确称取60～65℃干燥恒重的尿素（分子量为60.06）0.6g，溶于无氨去离子水中定容至100ml，加0.1g叠氮钠防腐，于4℃可保存6个月。

6. 尿素标准应用液（5mmol/L）　取尿素标准贮存液5ml，用无氨去离子水中稀释至100ml。

7. 722型分光光度计，半自动生化分析仪，恒温水箱。

【操作步骤】

取3支试管，按表13－2步骤操作。

表13－2　尿素测定（脲酶－波氏法）操作步骤

加入物（ml）	测定管	标准管	空白管
脲酶应用液	0.5	0.5	0.5
血清	0.01	—	—
尿素标准应用液	—	0.01	—
无氨去离子水	—	—	0.01
将各管混匀，37℃水浴15min			
酚显色剂	1.0	1.0	1.0
碱性次氯酸钠	1.0	1.0	1.0
各管混匀，37℃水浴10min			

按表13－2步骤取出各管，在波长560nm处，以空白管调零，用722型分光光度计读取标准管和测定管的吸光度。

【数据记录】

*A*u ________________；*A*s ________________

【结果计算与分析】

$$血清尿素=\frac{Au}{As}\times 5.0\text{mmol/L}$$

【结果报告】

【参考范围】

血清尿素：1.78 ~7.14mmol/L。

【临床意义】

血清尿素增高：急慢性肾炎、重症肾盂肾炎、各种原因所致的急慢性肾功能障碍，心功能衰竭、休克、烧伤、失水、大量内出血、肾上腺皮质功能减退症、前列腺肥大、慢性尿路梗阻等。

【注意事项】

1. 本实验中相关试剂均应用无氨去离子水配制，因氨影响测定结果，使结果偏高。

2. 空气中的氨气对试剂或玻璃器皿的污染可使结果偏高，使用铵盐抗凝剂也可使结果偏高。

3. 若用血浆测定尿素氮时应避免用高浓度氟化物、草酸盐作抗凝剂，因其能抑制尿素酶活性，引起结果假性偏低。

4. 本法亦能测定尿液中的尿素，但需将尿液稀释并去除尿中的游离铵盐。具体方法是：1.0ml 尿标本，加入人造沸石（需预处理）0.5g，加去氨蒸馏水至 25ml，反复振摇数次，吸附尿中游离铵盐，静置后吸取稀释尿液 1.0ml，按上述操作方法进行测定，结果乘以稀释倍数 25。

【方法评价】

1. 线性范围可达 17.6mmol/L，批内 *CV* 值 <1.8%，批间 *CV* 值 <2.7%，回收率 96.7% ~103.4%。

2. 胆红素浓度超过 34.2μmol/L，可引起尿素测定结果偏低。

3. 本法呈色稳定，1h 内吸光度波动 ≤0.005，12h 后较初始吸光度仅增高0.01 ~0.02。

实验五十九　血清尿素测定（酶偶联速率法）

【实验原理】

尿素在脲酶的催化下产生1分子CO_2和2分子NH_3。在谷氨酸脱氢酶催化下，NH_3与α－酮戊二酸、还原型辅酶Ⅰ反应，生成谷氨酸和氧化型辅酶Ⅰ，利用还原型辅酶Ⅰ在340nm波长处吸收峰而氧化型辅酶Ⅰ在340nm波长处无吸收峰特点，连续监测反应体系在340nm波长处吸光度的下降速率，而吸光度下降速率与尿素含量成正比。由此测出样品中尿素浓度。

【试剂与仪器】

1. 酶试剂

试剂成分及应用液中各成分的参考浓度如下：

试剂Ⅰ：	脲酶	12000U/L
	谷氨酸脱氢酶（GLDH）	15000U/L
	还原型辅酶Ⅰ（NADH）	0.3mmol/L
试剂Ⅱ：	pH 8.0 Tris－琥珀酸缓冲液	100mmol/L
	α－酮戊二酸	13mmol/L
	2. 尿素标准液	7.14mmol/L

试剂Ⅰ与试剂Ⅱ分开保存有利于试剂稳定

3. 半自动或全自动生化分析仪。

【操作步骤】

半自动或全自动生化分析仪，仪器参数设置如下：

测定方法（模式）	两点法
温度	37℃或30℃
波长	340nm
比色皿光径	1cm
吸液体积	0.5ml
平衡时间	30s
监测时间	60s

取3支试管，按下表13－3操作（以半自动生化分析仪为例）。

表13-3 尿素测定（速率法）操作步骤

加入物（ml）	空白管	标准管	测定管
酶应用液	1.0	1.0	1.0
无氨去离子水	0.01	—	—
尿素标准应用液	—	0.01	—
血清	—	—	0.01

将表13-3各管加入物混匀，按仪器操作说明，依次吸入上述3管，机内反应平衡30s开始测定其吸光度 A_1，机内反应60s测定吸光度 A_2。

【数据记录】

仪器将自动检测记录吸光度并计算出样品中尿素含量

$$\Delta Au/\min = (A_1 - A_2)_{样品} - (A_1 - A_2)_{空白}$$
$$\Delta As/\min = (A_1 - A_2)_{标准} - (A_1 - A_2)_{空白}$$

【结果计算与分析】

$$血清尿素 = \frac{\Delta Au/\min}{\Delta As/\min} \times C_{标准}(\mathrm{mmol/L})$$
$$= \frac{\Delta Au/\min}{\Delta As/\min} \times C_{标准}(\mathrm{mmol/L})$$
$$= \Delta Au/\min \times F$$

$$F = C_{标准}(\mathrm{mmol/L})\Delta As/\min$$

【结果报告】

【参考范围】

血清尿素：1.78～7.14 mmol/L。

【临床意义】

同脲酶波氏法。

【注意事项】

1. 本实验中相关试剂均应用无氨去离子水配制，因氨影响测定结果，使结果偏高。

2. 空气中的氨气对试剂或玻璃器皿的污染或抗凝剂的使用均可使结果偏高。

3. 本法为带标准的连续监测法，没有固定 *F* 值。若采用市售药盒，每次用新试剂时，均要求用标准确定 F 值后再测定样品。测定标准与测定样品应为同一瓶试剂。若测试样品较多，可根据需量，同时将几小瓶试剂混合后再使用，以避免瓶间误差。

【方法评价】

1. 线性范围可达 17.6mmol/L，批内 *CV* 值 0.8%，批间 *CV* 值 <2.9%，回收率 93.0% ~105.3%。

2. 因血红蛋白对测定有一定干扰，故标本应避免溶血。

实验六十　血清肌酐测定（碱性苦味酸法）

【实验原理】

在碱性溶液中，肌酐与碱性苦味酸反应生成橙红色的肌酐苦味酸复合物（Jaffe 反应）。其颜色深浅与肌酐含量成正比，与同样处理的肌酐标准液化比较即可测得样品中肌酐浓度。反应式如下：

肌酐 + 碱性苦味酸——→苦味酸肌酐（橙红色）

【试剂与仪器】

1. 0.04mol / L 苦味酸溶液　称取苦味酸（AR，分子量 229.104）9.16g，溶于约 80℃蒸馏水 500ml 中。冷却至室温，再加蒸馏水至 1000ml。以酚酞作指示剂，用 0.1mol/L NaOH 滴定，根据滴定结果用蒸馏水稀释至 0.04mol/L，置棕色瓶中贮存。

2. 0.75mol/L 氢氧化钠溶液　称取 NaOH（AR）30g，加蒸馏水溶解，冷却后用蒸馏水稀释至 1000ml。

3. 35mmol / L 钨酸溶液

（1）称取聚乙烯醇 1g，加蒸馏水 100ml，加热（勿煮沸）溶解，冷却待用。

（2）称取钨酸钠（AR，分子量 329.81）11.5g，溶于蒸馏水 300ml 中。

（3）取蒸馏水 300ml，缓慢加入浓硫酸 2.1ml，冷却。

于 1L 容量瓶中，将（1）液加入（2）液中，再加入（3）液，混匀，然后加蒸馏水至刻度。室温保存可稳定 1 年。

4. 肌酐标准贮存液（10mmol/L）　准确称取肌酐（AR，分子量 113.086）113.1mg，先用0.1mol/L 盐酸溶解，移入 100ml 容量瓶中，再用 0.1mol/L 盐酸定容至刻度。

5. 肌酐标准应用液（100μmol/L）　准确吸取 1ml 肌酐标准贮存液（10mmol / L）于 1L 的容量瓶中，用 0.1mol/L 盐酸定容至刻度。

6. 分光光度计，半自动生化分析仪，恒温水箱。

【操作步骤】

1. 血清去蛋白液的制备　取血清或血浆 0.5ml，加 35mmol / L 钨酸溶液 405ml，充分混匀，静置 5min，3000r/min 离心 10min，取上清液。

2. 若测定样品为尿液，则需将尿液用蒸馏水稀释，稀释比为 1∶200。

3. 取洁净干燥试管 3 支，按表 13 －4 操作。

表 13 －4　肌酐测定（苦味酸比色法）操作步骤

加入物（ml）	空白管	标准管	测定管
血清去蛋白液（或 1∶200 稀释尿液）	—	—	3.0
肌酐标准应用液（100μmol / L）	—	3.0	—
蒸馏水	3.0	—	—
0.04mol / L 苦味酸溶液	1.0	1.0	1.0
0.75mol/L 氢氧化钠溶液	1.0	1.0	1.0

按表 13 －4 步骤将各管加入物混匀，室温反应 15min，波长 510nm，以空白管调零，分别测定标准管和测定管吸光度 *A*s、和 *A*u。

【数据记录】

*A*u ________________；*A*s ________________

【结果计算与分析】

$$\text{血清肌酐（μmol/L）} = \frac{Au}{As} \times 100$$

【结果报告】

【参考范围】

血清肌酐：男性 44~133μmol/L；女性 70~106μmol/L。

【临床意义】

血清肌酐增加：见于肾衰、尿毒症、心功能衰竭、巨人症、肢端肥大症、水杨酸盐类治疗等。

血清肌酐减少：见于进行性肌萎缩、白血病、贫血等。

【注意事项】

1. 苦味酸即三硝基苯酚，撞击易爆炸，应妥善保存，瓶内加蒸馏水少许，可防止意外。

2. 温度升高时，可使碱性苦味酸溶液显色加深，但标准管与测定管加深程度不成比例，测定管比标准管显色加深更明显。因此，反应室温以 15~25℃为宜。

3. 显色后不能久放，应在 20min 内比色，否则血滤液中其他物质即可与苦味酸起非特异性反应而影响结果，在温度高于 30℃时更为明显。

4. 血清（血浆）标本如当天不能测定，可于冰箱保存 3 天，若要保存较长时间，宜 -20℃保存，轻微溶血标本对肌酐无影响，但可使肌酸结果偏高。

5. 苦味酸色素具有强染性。实验时如不慎将反应液溢出试管外，极易造成实验桌、仪器和周围环境污染，需倍加注意。

6. 尿液肌酐的测定，可用蒸馏水做 1∶200 稀释后，按血清无蛋白滤液操作步骤进行，结果乘以稀释倍数，如要报告一天尿液肌酐排出量，则需乘上 24h 尿量（L）。

【方法评价】

肌酐（Cr）是肌酸在肌肉中代谢的终产物，极易由肾脏排出。它从肾小球滤过后不被肾小管重吸收和分泌。肌酐的排出量较为恒定，不受食物中蛋白质含量的影响，因此，测定血中及尿中肌酐的含量较测定尿素含量更能反映肾脏的排泄功能，对肾脏疾病的诊断及预后的估计更有意义。

肌酐的测定方法很多，常规方法有去蛋白苦味酸显色（Jaffe 反应）法、酶法。肌酐测定的决定性方法为同位素稀释质谱法，参考方法为高效液相层析法（HPLC）。

1886 年 Jaffe 首先报道了的肌酐分析法，即去蛋白苦味酸显色法，这一最古老的临床化学方法延用至今。此法主要缺点是特异性不高，有些物质如维生素 C、丙酮酸、葡萄糖、乙酰乙酸、蛋白质等化合物亦能与碱性苦味酸反应生成红色，这些能起反应的非肌酐色原称为假性肌酐。后有人用高岭土、硅酸铝土、皂土、阳离子交换树脂等吸附无蛋白滤液中的肌酐，从潜在的干扰物中将其分离，增加 Jaffe 反应的特异性。

标本肌酐浓度在 1320μmol/L 内线性良好。回收率受血清去蛋白液的 pH 影响，血清去蛋白液的 pH 在 3~4.5 时，回收率为 85%~90%，pH<2 时，回收率接近 100%。

由于肾的储备能力和代偿能力很强，在肾脏疾病初期，如急性、慢性肾小球肾炎等肾小球滤过功能减退时，血清肌酐一般不升高，只有当肾小球滤过功能下降到正常人的1/3时，血中肌酐才明显升高。在正常肾血流条件下，血清肌酐升高至177～354μmol/L时，提示为中度至重度的肾功能损害。所以，测定血清肌酐对晚期肾脏疾病临床意义较大。

肾源性或非肾源性血肌酐增高程度有所不同，如肾功能衰竭患者是由于肾源性所致，血肌酐常超过200μmol/L。心力衰竭时血流经肾减少属非肾源性，血肌酐浓度上升不超过200μmol/L。

同时测定血清尿素与肌酐对临床诊断更有意义，如两者同时升高，表示肾功能已严重受损，如肌酐浓度超过200μmol/L，病情继续恶化，则有发展成尿毒症的危险，超过400μmol/L，预后更差。如仅有尿素升高，而血肌酐在正常范围内，则可能为肾外因素引起，如消化道出血或尿路梗阻等。

实验六十一 血清肌酐测定（肌酐酰氨基水解酶法）

【实验原理】

肌酐酰氨基水解酶法测定血清肌酐分两步进行。第一步为除去样品中肌酸的干扰。第二步为血清（浆）中的肌酐的测定反应。通过 Trinder 显色反应，测定样品中肌酐的浓度。在一定程度上，呈色深浅与肌酐浓度成正比，与同样处理的标准管比较，可求出样品中肌酐的含量。其反应式如下：

第一步反应——排除肌酸干扰：

$$\text{肌酸} + H_2O + O_2 \xrightarrow{CRTase} \text{肌氨酸} + \text{尿素}$$

$$\text{肌氨酸} + H_2O + O_2 \xrightarrow{SO} \text{甘氨酸} + \text{甲醛} + H_2O_2$$

$$H_2O_2 + 2,4,6-\text{三碘}-3-\text{羟基苯甲酸} + 4-AAP \xrightarrow{POD} \text{醌亚胺（红色）} + 2H_2O$$

第二步反应——测定肌酐：

$$\text{肌酐} + H_2O \xrightarrow{CRNase} \text{肌酸}$$

肌酸反应同第一步。

【试剂与仪器】

1. 酶试剂主要成分及浓度

试剂Ⅰ：

N-三羟甲基代甲基-3-氨基丙磺酸缓冲液（30mmol/L，pH 8.1）每升中含的成分：

肌酸酰氨基水解酶（Creatininase，CRTase）	20 kU
肌氨酸氧化酶（SO）	8 kU
辣根过氧化物酶（POD）	1 kU
抗坏血酸氧化酶（ASO）	2 kU

2，4，6－三碘－3－羟基苯甲酸	5.9mmol/L
$K_4Fe(CN)_6$	163 μmol/L
4－AAP	2 mmol/L

试剂Ⅱ：

N－三羟甲基代甲基－3－氨基丙磺酸缓冲液（30 mmol/L，pH 8.0）每升中含的成分：

肌酐酰氨基水解酶	50 kU

2. 肌酐标准液

肌酐 265 μmmol/L：精确称取肌酐 30mg 溶于 1L 蒸馏水中。

3. 仪器　半自动或自动分析仪，分光光度计。

【操作步骤】

半自动或全自动生化分析仪，仪器参数设置如下：

测定方法（模式）	两点法
反应温度	37℃
波长	546nm
比色皿光径	1cm
吸液体积	0.5ml

取洁净干燥试管 3 支，按表 13－5 步骤操作。

表 13－5　肌酐测定（肌酐酰氨基水解酶法）操作步骤

加入物（ml）	测定管	标准管	空白管
血清	0.05	—	—
标准应用液	—	0.05	—
蒸馏水	—	—	0.05
试剂Ⅰ	2.0	2.0	2.0
将各管混匀，37℃水浴 5min，波长 546nm，蒸馏水调零，分别读取吸光度 Au_1、As_1、A_{B1}			
试剂Ⅱ	1.0	1.0	1.0
各管混匀，37℃水浴 5min，波长 546nm，蒸馏水调零，分别读取吸光度 Au_2、As_2、A_{B2}			

【数据记录】

Au_1 ＿＿＿＿＿＿＿＿；As_1 ＿＿＿＿＿＿＿＿；A_{B1}＿＿＿＿＿＿＿＿

Au_2 ＿＿＿＿＿＿＿＿；As_2 ＿＿＿＿＿＿＿＿；A_{B2}＿＿＿＿＿＿＿＿

【结果计算与分析】

$$\text{肌酐}(\mu mol/L)=\frac{(Au_2-Au_1\times k)-(A_{B_2}-A_{B_1}\times k)}{(As_2-As_1\times k)-(A_{B_2}-A_{B_1}\times k)}\times 265$$

$$k=\frac{\text{标本体积}+\text{试剂 I 体积}}{\text{反应液总体积}}=\frac{2.05ml}{3.05ml}=0.672$$

【结果报告】

【参考范围】

血清肌酐：男性 59～104μmol/L；女性血清肌酐 45～84μmol/L。

【临床意义】

见苦味酸法测定肌酐。

【注意事项】

1. 以蒸馏水为空白，波长 546nm，试剂吸光度大于 0.2 时，试剂不可用。

2. 胆红素与溶血对检测有干扰，故标本应新鲜无溶血现象。

3. 血清（血浆）标本如当天不能测定，标本于 4℃冰箱保存可稳定 3 天。若要保存较长时间，宜 -20℃保存。

【方法评价】

1. 本法采用 Trinder 反应显色，故受标本中维生素 C 及胆红素等还原性物质的干扰，可经在试剂中加抗坏血酸氧化酶或亚铁氰化钾消除干扰。

2. 本法线性范围为 0～4420 μmol/L（0～50mg/dl），批内 *CV* 值 0.41%～0.84%，批间 *CV* 值 0.31%～1.01%，回收率：101.9%～102.0%。

3. 本法即无假肌酐非特异性干扰，且因采用双试剂法有效去除内源性肌酸对测定的干扰，为目前肌酐测定较理想之方法。

实验六十二　磷钨酸还原法测定血清尿酸

【实验原理】

尿酸在碱性条件下被磷钨酸氧化生成尿囊素及二氧化碳，而磷钨酸被还原为钨蓝而呈色。在一定范围内，呈色深浅与与样品中尿酸的浓度成正比，与同样处理的标准管比较，可求出样品中尿酸的浓度。

【试剂与仪器】

1. 磷钨酸贮存液　称取钨酸钠50g，溶于约400ml蒸馏水中，加浓磷酸40ml及玻璃珠数粒，回流2h，冷至室温，用蒸馏水稀释并定容至1000ml，置棕色瓶中保存。

2. 磷钨酸应用液　取磷钨酸贮存液10ml，用蒸馏水稀释并定容至100ml。

3. 0.3mol/L钨酸钠溶液　称取钨酸钠（$Na_2WO_4 \cdot 2H_2O$，分子量329.86）100g蒸馏水溶解后稀释至1000ml。

4. 0.33mol/L硫酸　取浓硫酸1.85ml，加入500ml蒸馏水中，并用蒸馏水稀释至1000ml。

5. 钨酸试剂　在800ml蒸馏水中加入0.3mol/L钨酸钠溶液50ml，浓磷酸0.05ml，0.33mol/L硫酸溶液50ml，混匀。置室温可稳定数月。

6. 100g/L Na_2CO_3溶液　称取无水碳酸钠100g溶解于蒸馏水中，然后稀释至1000ml，置塑料瓶中保存。如浑浊，可过滤后使用。

7. 6.0mmol/L尿酸标准贮存液　称取碳酸锂（AR）60mg，使其完全溶解于加热至60℃的蒸馏水40ml中。再精确称取尿酸（分子量168.11）100.9mg，加入热碳酸锂溶液中并溶解，冷至室温，移入100ml容量瓶中，用蒸馏水稀释并定容至刻度。置棕色瓶中保存。

8. 300μmol/L尿酸标准应用液　准确移取尿酸标准贮存液5.0ml于100ml的容量瓶中，再加乙二醇33ml，最后用蒸馏水稀释并定容至刻度。

9. 仪器　自动分析仪，分光光度计，恒温水箱。

【操作步骤】

取干燥洁净试管3支，按表13－6操作。

表13－6　尿酸测定（磷钨酸还原法）操作步骤

加入物（ml）	测定管	标准管	空白管
血清	0.5	—	—
标准应用液	—	0.5	—
蒸馏水	—	—	0.5
钨酸试剂	4.5	4.5	4.5

续表

加入物（ml）	测定管	标准管	空白管
各管混匀，置室温 5min，测定管于 3000r/min 离心 5min。			
另取试管 3 支按下列操作			
测定管上清液	2.5	—	—
标准管上清液	—	2.5	—
空白管上清液	—	—	2.5
碳酸钠溶液	0.5	0.5	0.5
各管混匀，室温静置 10min。			
磷钨酸应用液	0.5	0.5	0.5

将表 13 -6 各管加入物混匀，置室温 20min 后，波长 660nm，空白管调零，读取 *A*u 和 *A*s。

【数据记录】

*A*u ________________；*A*s ________________

【结果计算与分析】

$$血清尿酸（\mu mol/L）=\frac{Au}{As}\times 300$$

【结果报告】

【参考范围】

血清尿酸：男性 262 ~452μmol/L；女性 137 ~393μmol/L。

【临床意义】

血清尿酸增加：痛风、急慢性白血病、多发性骨髓瘤、恶性贫血、肾功能衰竭、肝功能衰竭、红细胞增多症、妊娠反应、剧烈活动及高脂肪餐后等。

【注意事项】

1. 尿酸在水中的溶解度极低（0.006g/100ml，37℃），但在碱性碳酸盐或磷酸盐中易溶解，故配制尿酸标准液时，加入碳酸锂助溶。

2. 标本中尿酸在室温可稳定3天。尿液标本冰箱保存后可形成尿酸盐沉淀，检测前应调节pH至7.5～8.0，并加热到50℃，待沉淀溶解后再测定。

3. 因蛋白质分子中的巯基（半胱氨酸）和酚羟基（酪氨酸）可使磷钨酸还原呈蓝色，并使溶液浑浊。故用血清做标本检测尿酸含量时需沉淀除去蛋白质。

4. 制备去蛋白血标本时，可因溶液pH过低引起尿酸与蛋白质共沉淀。pH<3时尿酸与蛋白质共沉淀明显，如用全量钨酸沉淀剂，溶液pH为2.4～2.7，回收率仅为74%～97%；若改用半量沉淀剂，溶液pH为3.0～4.3，回收率为93%～103%。

【方法评价】

1. 本法特异性不高，易受标本中一些非尿酸还原性物质的干扰，如维生素C葡萄糖、谷胱甘肽、半胱氨酸、酪氨酸等，可使结果偏高。

2. 本法线性范围可达892.5 μmol/L，日内*CV*值1.2%～3.5%，日间*CV*值2.9%～4.4%，回收率96%～102%。

实验六十三　尿酸酶偶联比色法测定血清尿酸

【实验原理】

标本中的尿酸在尿酸酶作用下，氧化生成尿囊素、二氧化碳和过氧化氢。过氧化氢与4－氨基安替比啉（4－AAP）、3，5－二氯－2－羟基苯磺酸（DHBS）在过氧化物酶催化下，经Trinder反应生成有色的醌亚胺类化合物。其颜色深浅与标本中尿酸浓度成正比。反应式如下：

$$\text{尿酸} + O_2 + H_2O \xrightarrow{\text{尿酸酶}} \text{尿囊素} + CO_2 + H_2O_2$$

$$2H_2O_2 + 4-AAP + DHBS \xrightarrow{\text{过氧化物酶}} \text{醌亚胺（有色）} + H_2O$$

【试剂与仪器】

1. 酶试剂

磷酸盐缓冲液（pH 7.7）	100mmol/L
尿酸酶	160U/L
过氧化物酶（POD）	1500U/L
4－氨基安替比林（4－AAP）	0.4mmol/L
3，5－二氯－2－羟基苯磺酸（DHBS）	2mmol/L

2. 尿酸标准液　见磷钨酸还原法。

3. 半自动或全自动生化分析仪。

【操作方法】

取干燥洁净试管3支，按表13－7步骤操作。

表 13－7 尿酸测定（尿酸酶偶联比色法）操作步骤

加入物（ml）	测定管	标准管	空白管
血清	0.1	—	—
标准应用液	—	0.1	—
蒸馏水	—	—	0.1
酶试剂	1.5	1.5	1.5

将表 13－7 各管加入物混匀，置室温 10min 后，波长 520nm，空白管调零，读取 *A*u 和 *A*s。

【数据记录】

*A*u ____________；*A*s ____________

【结果计算与分析】

$$血清尿酸（\mu mol/L）=\frac{Au}{As}\times 300$$

【结果报告】

【参考范围】

血清尿酸：男性 208～428μmol/L；女性 155～357μmol/L。

【临床意义】

见磷钨酸还原法测定血清尿酸。

【注意事项】

1. 本试剂适用于各种类型自动生化分析仪，测定方法及相应参数的选择与设置可参阅药盒及仪器使用说明书。本法试剂已商品化，市场有成套药盒供应。

2. 应避免采用 EDTA 或以氟化钠为抗凝剂的血浆作标本，因其对测定有正干扰。若收集 24h 尿液为标本，为防止尿酸盐沉淀，可在全尿中加 10ml 浓度为 12.5mol/L 的氢氧化钠。尿液中尿酸在室温下可稳定 3 天。

【方法评价】

1. 本法第二步反应特异性不高，易受标本中一些非尿酸还原性物质的干扰，如维生素C、胆红素等，可使结果明显偏低。对高胆红素血标本或维生素C浓度高的标本，可采用加亚硝基铁氰化钾胆红素氧化，或在试剂中加维生素C氧化酶而消除其负干扰。

2. 本法在178.6～713.8μmol/L范围内线性良好，批内和批间*CV*值在224.8μmol/L和792.8 μmol/L时均<5%。回收率94.6%～102.3%。

【思考题】

1. 比较肌酐酰氨基水解酶法和碱性苦味酸法测定肌酐的优缺点。

2. 简述肌酐酰氨基水解酶法测定肌酐的原理。该法采用双试剂的目的是什么？

3. 本章中有哪几个实验采用了Trinder显色反应？请说出Trinder显色反应的优缺点，可采用哪些方法避免和减少Trinder显色反应的不足？

4. 肾脏疾病的临床实验室检查项目有哪些？

第十四章　心肌损伤标志物检验

心肌损伤标志物指具有心肌特异性，当心肌细胞损伤时，可大量释放到循环血液中，通过检测其血液浓度变化，可反映心肌损伤的物质。包括血清酶标志物：如天冬氨酸氨基转移酶（AST）、乳酸脱氢酶（LD）及其同工酶、肌酸激酶（CK）及其同工酶；蛋白质标志物：肌红蛋白（Mb）、心肌肌钙蛋白（cTnI、cTnT、cTnC）。一般认为 CK 和 Mb 是急性心肌梗死（AMI）的早期标志物，心肌肌钙蛋白是心肌损伤的确诊标志物。这里我们主要介绍 CK 和 cTnI 的测定，学生通过学习和实验，掌握其实验原理、注意事项、临床意义和操作步骤。

实验六十四　酶偶联法测定血清肌酸激酶

【实验原理】

在肌酸激酶（CK）催化下，磷酸肌酸与 ADP 反应生成肌酸和 ATP；然后在己糖激酶（HK）催化下，生成的 ATP 与葡萄糖反应生成葡萄糖 -6 - 磷酸（G -6 - P）；而生成的葡萄糖 -6 - 磷酸再在葡萄糖 -6 - 磷酸脱氢酶（G -6 - PD）催化下进行脱氢反应，脱下的氢使 $NADP^+$ 还原成 NADPH；在 340nm 波长处，监测 NADPH 生成量。反应式如下：

$$\text{磷酸肌酸} + \text{ADP} \xrightarrow{\text{CK, pH 6.7}} \text{肌酸} + \text{ATP}$$

$$\text{ATP} + \text{葡萄糖} \xrightarrow{\text{HK}} \text{葡萄糖} - 6 - \text{磷酸} + \text{ADP}$$

$$\text{葡萄糖} - 6 - \text{磷酸} + \text{NADP}^+ \xrightarrow{\text{G}-6-\text{PD}} \text{葡萄糖酸} - 6 - \text{磷酸} + \text{NADPH} + \text{H}^+$$

【试剂与仪器】

1. 128 mmol/L 咪唑醋酸盐缓冲液（pH 8.0）　称取咪唑 8.72g，溶于约 950ml 蒸馏水中，加 0.95g EDTA - Na_2 及 2.75g 醋酸镁，待完全溶解后，用 1mol/L 醋酸调至 pH 8.0（25℃），稀释至 1L，置 4℃保存，可稳定 2 个月。

2. 应用试剂Ⅰ　取 128 mmol/L 咪唑醋酸盐缓冲液 90ml，加 98mg ADP、211 mg AMP（腺嘌呤核苷酸）、1.1mg 二腺苷五磷酸（AP_5A）、414mg D - 葡萄糖、181mg NADP（二钠盐）、375mg N - 乙酰半胱氨酸（NAC），用 1mol/L 醋酸调至 pH6.7（25℃），再加 260 ~290U 的 HK 及 175U 的 G -6 - PD，以蒸馏水定容至 100ml。此溶液在 340nm 波长，比色杯光径 1.0cm，吸光度应小于 0.350。在 4℃可稳定 5 天，室温稳定 30h。

3. 应用试剂Ⅱ　称取磷酸肌酸二钠盐 1.25g，用蒸馏水溶解并定容至 10ml。此溶液在 340nm 波长，比色杯光径 1.0cm，吸光度应 <0.150。在 4℃可稳定 3 个月。

4. 仪器　半自动化生化分析仪，全自动生化分析仪。

【操作步骤】

1. 半自动生化分析仪操作

(1) 取 2.00ml 应用试剂Ⅰ与 0.10ml 血清置测定管中，混匀，37℃水浴 5min。

(2) 加入 0.50ml 应用试剂Ⅱ（已在 37℃水浴预温 5min），混匀，移入光径为 1.0cm 的比色杯，立即放入 37℃恒温比色槽。

(3) 待延滞时间 150s 后，在 340nm 波长处，连续监测吸光度变化速率（读数时间 150s，吸光度读数点≥6），以线性反应期吸光度的增加速率计算血清 CK 的活性。

2. 全自动生化分析仪操作　按说明书要求设置参数进行操作。

【数据记录】

【结果计算和分析】

$$CK(U/L) = (\Delta A/min) \times \frac{10^6}{6220} \times 26$$

$$= (\Delta A/min) \times 4180$$

式中：6220 为 NADPH 在 340nm 的摩尔吸光系数；26 为反应液总体积与血清用量的比值；ΔA/min 为平均每分钟吸光度变化值。

【结果报告】

【参考范围】

肌酸激酶：男性 46～171 U/L（37℃）；女性 34～145 U/L（37℃）。

【临床意义】

肌酸激酶升高：急性心肌梗死（AMI）；病毒、细菌、寄生虫引起的感染性心肌炎、皮肌炎；骨骼肌疾病和损伤；脑血管意外、脑膜炎等。

【注意事项】

1. CK 测定值高于 3000 U/L 时，应采用不含 CK 的混合血清（混合血清在 56℃保温 2h 后即不含 CK）稀释标本，测定结果乘以稀释倍数。

2. 柠檬酸盐、EDTA 和氟化物抗凝剂会影响测定结果，最好用血清标本，肝素血浆也可用。

3. 红细胞不含 CK，轻度溶血不影响测定。中度及重度溶血时，红细胞释放的腺苷酸激酶（AK）、ATP 及 G－6－PD 影响延滞时间和产生副反应，导致 CK 测定结果升高。

4. 黄疸和脂血标本可干扰测定。

5. 试剂成分的作用 ①N－乙酰半胱氨酸激活 CK；②Mg^{2+}为激活剂；③EDTA 消除血清 Ca^{2+}对 Mg^{2+}的竞争性抑制；④AMP 和 AP_5A 抑制 AK 活性。

【方法评价】

1. 线性范围 可达 3 000 U/L。
2. 精密度 批内 $CV \leq 5\%$，批间 $CV \leq 6\%$。
3. 准确度 测定值与质控血清靶值相对偏差≤10%。

实验六十五 免疫比浊法测定血清肌钙蛋白 I

【实验原理】

用特异的抗－cTnI 抗体结合于胶乳颗粒表面，当血清与胶乳试剂在缓冲液中混合时，血清中的 cTnI 与胶乳颗粒表面的抗体结合，使相邻的胶乳颗粒彼此交联，发生凝集反应产生浊度改变。该浊度改变与血清中 cTnI 浓度呈正比，在 500nm 波长处测定吸光度。

【试剂与仪器】

不同厂家的试剂盒在组成上有差别。

1. 缓冲液 含增敏剂和表面活性剂，贮存于 2～8℃，久置后可有部分沉淀，摇匀使用。

2. 胶乳试剂 含结合有特异抗－cTnI 抗体的胶乳颗粒及叠氮钠，贮存于 2～8℃，不可冰冻。

3. cTnI 校准品。

4. 半自动化生化分析仪，全自动化生化分析仪。

【操作步骤】

1. 半自动操作

(1) 取150μl缓冲液与25μl置于测定管中，混匀，37℃水浴3min。

(2) 加入90μl胶乳试剂，混匀，移入光径1.0cm比色杯中，立即放入37℃恒温比色槽。

(3) 待延滞时间100s后，在500nm波长处开始读数，连续监测变化速率，读数时间为120s。以线性反应期吸光度的增加速率，根据多参数曲线拟合参考工作曲线读出结果。

(4) 参数工作曲线制作是以 $y = a + bx + cx^2 + dx^3$ 的三次方程回归曲线进行定标，制作校准曲线。将校准品稀释成1∶1、1∶2、1∶4、1∶8、1∶16 5种浓度，与样本同样操作，根据定值计算出每个校准管cTnI浓度，以浓度对吸光度值，按曲线回归计算做图。操作准确时浓度与吸光度值的相关系数应在0.985以上。

2. 自动分析　按试剂盒说明书要求设置参数进行操作。

【数据记录】

【结果报告】

【参考范围】

血清肌钙蛋白I>1.68 ng/ml。

【临床意义】

1. cTnI是心肌损伤的特异指标。AMI发生后4～8h血清中cTnI升高，12～14h达到峰值，升高持续时间可达6～10天。

2. 连续监测cTnI有助于判断血栓溶解和心肌再灌注。

【注意事项】

1. 目前血清cTnI测定尚无标准化，各厂家的试剂盒测定结果可能有差别。

2. 待测样本最好用血清，不用抗凝血浆，因为肝素、EDTA等抗凝剂对cTnI测定有一定干扰。

3. 严重溶血、黄疸可造成负干扰；乳糜血可造成假阳性。

4. 纤维蛋白或其他颗粒性物质可造成假阳性，测定前应采用4000r/min 离心 10min 将样本中纤维蛋白或其他颗粒性物质除去。

5. 类风湿因子、嗜异性抗体可与抗体结合导致胶乳聚集，造成假阳性。

【方法评价】

1. 灵敏度　0.3ng/ml。

2. 线性范围　达25ng/ml。

3. 精密度　批内 $CV \leqslant 4\%$；批间 $CV \leqslant 4.7\%$。

4. 回收率　100% ±5%。

【思考题】

1. 试剂中 N⁻乙酰半胱氨酸、Mg^{2+}、EDTA、AMP 和 AP_5A 有何作用?

2. 患者男，4 岁，主诉：近 1 年走路感到不方便，特别是最近有些左右摇摆，像鸭步，并且从床上起来感到困难。化验结果如下：CK 5800U/L，LD 2100U/L，AST 124U/L，CK－Mb 5%，与 1 周前的检查基本类似。此患者可初步考虑为：

A. 心肌炎　　B. 肌肉损伤

C. 重症肌无力　　D. 多发性肌炎

E. 肌营养不良

3. 患者，男，45 岁，突发胸痛 4h 后到医院就诊，以下哪项检查对于排除急性心肌梗死最有帮助：

A. CK　　B. CK－Mb

C. CTn　　D. Mb

E. LD1

【综合思考题】

1. 患者某某，男，56 岁，10 余年来食欲差、无力、厌油食，近年来常在空腹时出现头晕、眼发黑、心慌、无力，腹逐渐账大，近 2 个月下肢浮肿，经常牙龈出血。昨天进食鸡蛋合豆腐干后出现躁动不安、神志模糊而来院。

查体：面色灰黄，神志不清，巩膜轻度黄染，颈前右侧可见两蜘蛛痣，肝肋下 2mm，脾肋下 4cm，腹水征（+），两下肢水肿。

根据其临床症状，可疑为慢性肝炎，为了进一步确诊，还需做哪些实验室检查?

2. 某位 60 岁男性患者，较肥胖，因视力模糊，右下肢麻木入院，体检血压为 170/110mmHg，脉搏 85 次/min，呼吸 20 次/min，根据其临床表现及家族史，怀疑为糖尿病的可能性较大，为了进一步确诊，应还需做哪些实验室检查?

3. 某男性，72 岁，进行性排尿困难 2 年。直肠指诊触及前列腺侧叶增大、中间沟平，左侧叶有 2cm 大小硬结，疑为前列腺癌，为了进一步确诊，应开展哪些实验项目检查?

4. 某女，39 岁，发现皮肤黄色斑块 10 年，胸闷 2 年，反复发作胸痛 1 年。心电图检查示心肌缺血。血压 138/90mmHg（18. 35/11. 97kPa），心率 74 次/min，节律齐，无心脏杂音。双侧上眼睑有扁平黄色瘤，手指、足跟肌腱处见结节状黄色瘤，两眼有明显的角膜弓。其母亲有冠心病，父亲有高血压，兄妹中一个有胆固醇增高。疑为家族性高胆固醇血症，为了进一步确诊，还需进行哪些实验室检查？

参考文献

[1] 钱士匀．临床生物化学和生物化学检验实验指导［M］．第2版．北京：人民卫生出版社，2004.

[2] 张纯洁．生物化学检验［M］．北京：高等教育出版社，2007.

[3] 中华人民共和国卫生部医政司．全国临床检验操作规程［M］．南京：东南大学出版社，1997.

[4] 国家人口和计划生育委员会科技司．临床检验操作规程［M］．南京：东南大学出版社，2005.